JEANNINE MIK

1-MINUTEN-STRATEGIE

PANIK

INHALT

VORWORT

– SURFEN LERNEN – WELLE FÜR WELLE

NOTFALLSEUFZER

Richtig seufzen hilft: GLEICH WIR

Dein Herz rast, der Atem ist flach
und du hast das Gefühl, keine Luft zu bekommen?

PROBIERE DAS HIER:

Atme durch die Nase ein.

Atme noch einmal ein,
etwas kürzer als davor.

Atme lang durch den Mund aus.

Wiederhole das zwei- bis dreimal.

Nimm wahr, ob du spürst:

Dein Körper fährt wieder runter.

Richtig seufzen *(physiological sigh[2])* hilft dir nachweislich sehr effektiv dabei, Anspannung abzubauen, Stress messbar zu senken und im Körper ein Gefühl von Sicherheit zu erzeugen.

Ich weiß, wie überwältigend Panik sein kann. Auch ich kenne die panischen Gedanken, überwältigenden Gefühle und beinahe unerträglichen Körperempfindungen.

Und ich hätte mir in diesen Momenten ein solches Begleitbuch gewünscht: keinen typischen Standardratgeber, sondern etwas, das direkt mit der Akutsituation arbeitet. Das sich auf Tools konzentriert, die sofort helfen. Jetzt. Im Augenblick der Panik: dann, wenn du sie am allerdringendsten brauchst.

Dieses Buch hältst du nun in deinen Händen. Es soll dich begleiten, wenn dir der Halt fehlt, und bei dir sein, in Momenten, wo du befürchtest, verrückt zu werden. Es soll dir die Angst vor der Angst nehmen und dir Tools geben, mit denen du dir helfen kannst. Egal, wie stark sie sich in dir aufbaut.

DEIN MINI-MANTRA

> »Ich werde nicht verrückt. Es kann mir besser gehen. **Es gibt ein Leben nach der Angst.**«

Auf den nächsten Seiten zeige ich dir ganz konkret effektive Werkzeuge, die dir sofort helfen können. Direkt in der Panik. Weil es so wichtig ist, dich wieder handlungsfähig zu fühlen. Damit du für jede Situation etwas Passendes findest, beinhalten die folgenden Seiten viele ganz unterschiedliche, wirksame Tools. Du erfährst, was genau bei Panik im Körper passiert und warum nichts an dir »kaputt« ist, wenn sie sich zeigt. Schon allein die Kombination aus Wissen und Werkzeugen kann der Panik etwas von ihrem Schrecken nehmen: Du trägst dein Begleitbüchlein bei dir wie einen Werkzeuggürtel. Und dann wählst du aus, was dir in einem bestimmten Moment hilft. Ich lade dich ein: Probiere dich durch! So wirst du bald deine »Favoriten« finden, mit denen das Surfen der Panikwelle viel leichter wird.

Panik ist kein lebenslanges Schicksal. Sie ist veränderbar, dein Körper ist lernfähig. Du kannst so vieles für dich selbst tun. Es kann dir besser gehen. Egal, wie schlimm die Panik sich anfühlt und wie lange die Angst bereits deine Begleiterin ist: Unser Gehirn und unser Nervensystem können neu und umlernen. Es gibt ein Leben, in dem die Angst nicht ständig präsent ist. Das zeigt die Forschung und unzählige Erfahrungen echter Menschen bestätigen es.

Ich würde dir gern sagen, dass die Panik verschwinden wird, wenn du 14 Tage lang die Tools in diesem Buch anwendest oder ab sofort jeden Morgen meditierst. Aber das stimmt nicht, auch wenn es wirklich wunderbar wäre.

Die Wahrheit lautet: Verkörperte, nachhaltige Besserung und Veränderung kann nicht mit »Hacks«, »Quick-Fixes« oder bewusstem Atmen erreicht werden. Solche Dinge können direkt in der Panik helfen, die Füße wieder auf den Boden zu bekommen, wenn du es drin-

DEIN MINI-MANTRA

»Ich bin nicht kaputt. Mein Gehirn kann umlernen. **Panik ist kein Schicksal.**«

gend brauchst. Das ist wichtig, wertvoll und kann ein essenzieller Mosaikstein auf deinem Weg sein.

Dafür eignet sich dieses Buch hervorragend. Zugleich ist es mir sehr wichtig, dass schon zu Beginn eines glasklar wird: Wirklich etwas verändern wirst du nur dann, wenn du dich mit den Themen auseinandersetzt, die hinter deiner Angst stehen. Sonst bleibst du womöglich bei der »Symptombekämpfung« hängen. Dein innerer Türsteher (das autonome Nervensystem) gibt erst dann grünes Licht für Entspannung, Präsenz und Lebendigkeit, wenn er versteht, dass es keinen Grund gibt, die Alarmglocken schrillen zu lassen.

Darauf habe ich mein Wirken fokussiert: auf die Basisarbeit, die nötig ist, um endlich wirkliche Veränderung einzuleiten.

Ich weiß aus eigener Erfahrung, worum es bei dieser Reise geht: Damit ich Panikattacken und Angstzustände überwinden konnte, waren krasse Veränderungen in meinem Leben nötig: Ich musste aufhören, mich unter anderen Menschen »unsichtbar« zu machen, wenn ich befürchtete, dass Sichtbarkeit und das Einnehmen von Raum auf Widerstand und Nichtgefallen stoßen könnten.

Ich musste aufhören, so zu tun, als wären alle anderen Menschen um mich herum wichtiger als ich selbst.

Ich musste lernen, meine Grenzen wahrzunehmen und zu vertreten. »Grenzenlos« zu sein, ist genauso wenig die Lösung, wie in starren Begrenzungen festzustecken.
Ich musste aufhören, andere Erwachsene automatisch zu stützen, während ich selbst als berufstätige Mutter eigentlich selbst Unterstütung gebraucht hätte.
Ich musste lernen, Hilfe anzunehmen.
Ich musste mich nach und nach aus emotionalen Verstrickungen lösen, die mir nicht guttaten, auch wenn sie vertraut und lange »normal« für mich waren.
Ein Leben ohne Panikattacken ist möglich. Aber es geht nicht von heute auf morgen. Es ist ein Weg und innere Sicherheit ist der Schlüssel. Das Nervensystem braucht nicht höher, schneller, weiter. Im Gegenteil: Es braucht langsamer, präsenter und verbundener. Die meisten Dinge, nach denen Menschen sich sehnen (Freude, Liebe, Verbindung, Abenteuer, Stille, Genuss, Erfolg), haben ihr Zuhause in der Regulation. Und Regulation braucht Sicherheit.
Bei Panik bist du innerlich komplett hochgefahren – also alles andere als »bei dir«. Bei einer Panikattacke glaubt dein Nervensystem, dass du dich in sehr großer Gefahr befindest. Und dass du etwas daran ändern kannst, also kämpfen oder flüchten. Es gibt einen guten

Grund, warum dein Nervensystem so krass reagiert – auch wenn du ihn nicht kennst.

Aber: Dein Nervensystem kann lernen, dass es nicht notwendig ist, den Fluchtmodus zu aktivieren. Du selbst bist es, die mehr Sicherheit einladen kann. Dafür darfst du nach und nach die Fähigkeit entwickeln, Gefühlen einen angemessenen Raum zu geben und sie weder zu unterdrücken noch wie eine riesige Welle über dich hinwegschwappen und dich davon mitreißen zu lassen. Die innere Sicherheit, die du so etablierst, ist die Basis für ein gutes Leben. Und sie schlägt Wellen, die in jedem Lebensbereich spürbar werden.

Wenn dein Herz rast, die Hände schwitzen, der Körper zittert und dir speiübel ist, hast du wahrscheinlich einfach keinen Nerv dafür, mal eben 300 Seiten Ratgeberliteratur zu wälzen. Verständlich! Wenn die sprichwörtliche Kacke am Dampfen ist, brauchst du etwas, an dem du dich festhalten kannst. Tools, die jetzt sofort helfen.

DEIN MINI-MANTRA

»Ein Leben ohne Panikattacken ist möglich.«

Du kannst diesen Akut-Ratgeber von vorn bis hinten durchlesen oder auch direkt zu den Kapiteln springen, die du in dieser Sekunde brauchst. Auch wenn du dich gleich den Akut-Tools widmest, empfehle ich dir, in einem etwas ruhigeren Moment auf jeden Fall Kapitel 1 zu lesen. Wissen darüber, was in dir abgeht, wenn du glaubst, verrückt zu werden, kann nachweislich extrem hilfreich sein und die Angst lindern.

Diese Übersicht soll dir bei deiner Orientierung helfen:

Kapitel 1 – »Was ist los mit mir? Mein Körper macht, was er will«. Versteh, was bei Panik im Körper passiert. Du lernst, deinen Sympathikus zu erkennen, Atem als Regulation zu nutzen und Energie sinnvoll zu kanalisieren.

Kapitel 2 – »Dein SOS-Werkzeuggürtel: handlich, praktisch, gut!«. Hier findest du wissenschaftlich fundierte Tools und 1-Minuten-Übungen für den Akutfall – klar, direkt, anwendbar, wenn alles zu viel ist.

Kapitel 3 – »Gegen die Angst vor der Angst: Sicherheit im Alltag schaffen«. Dieses Kapitel zeigt dir, wie du Schritt für Schritt wieder Vertrauen in dich und dein Leben aufbaust. Du lernst, Routinen und Strukturen zu schaffen, die Sicherheit geben.

Kapitel 4 – »Ich brauche Hilfe! Therapie, Medikamente, Selbsthilfe«. Hier geht es um Orientierung: Was ist Angst, was ist Panik – und wann ist Unterstützung sinnvoll? Du bekommst einen Überblick über therapeutische Wege und hilfreiche Begleitung.

Kapitel 5 – »Was soll ich den anderen sagen? Umgang mit Angst und Panik«. Mit Entscheidungshilfen, Gesprächsimpulsen und einem Leitfaden für Angehörige.

DEINE MINI-CHECKLISTE

- O Probiere dich durch die Tools.
- O Finde deine Lieblinge.
- O Informier dich in Ruhe, **wenn du dich stabil fühlst.**

Kapitel 6 – »Somatische Minutenübungen: für ein Leben in Verbindung«. Körperliche Mini-Interventionen, die dich erden, beruhigen und dein System stärken. Von Haltung über Bewegung bis hin zu sensorischen Reizen.
Kapitel 7 – »Stabilität einladen: Wie dein Körper Vertrauen lernt«. Was nach der Panik wichtig ist: Orientierung, Erholung und ein Alltag, der dein Nervensystem nachhaltig unterstützt.
Ich wünsche dir viele hilfreiche Erkenntnisse und starken Support mit diesem Buch!

Deine Jeannine

KAPITEL 1

– WAS IST LOS MIT MIR? MEIN KÖRPER MACHT, WAS ER WILL

DEIN NERVENSYSTEM WILL DICH BESCHÜTZEN!

EINE NEUE PERSPEKTIVE kann helfen

Ich weiß, Panik fühlt sich an, als wäre alles in dir gegen dich.
Aber: Dein System will dich nicht sabotieren!
Es will dich schützen.

Es arbeitet in jeder Sekunde deines Lebens für dich. Es gibt einen Grund, warum es so krass reagiert – auch wenn du ihn nicht kennst.

VERSUCHE, DIR ZU SAGEN:

»Mein Nervensystem will mich schützen.«

WENN DU MAGST, ERGÄNZE:

»Danke, dass du mich beschützt.«

Wenn du deine Bewertung dieser intensiven inneren Zustände ein wenig veränderst, kann das einen spürbaren Unterschied machen.

Dein Herz rast, dir wird heiß, schwindlig, alles dreht sich. Der Autopilot übernimmt und du denkst: »Ich verliere die Kontrolle!«
Bei meiner ersten Panikattacke dachte ich, dass ich gleich sterbe – völliger Kontrollverlust, absolute Hilflosigkeit. Tagelange Angstepisoden und das Gefühl, unfähig zu sein, etwas daran zu ändern, befeuerten die Angst nur noch mehr. Ich erlebte eine der schwersten Zeiten in meinem Leben.
Zu Beginn hatte ich außerdem keine Ahnung, was mit mir los war. Von einer Notärztin im Rettungsdienst mitten in der Nacht zu hören: »Sie haben eine Panikattacke«, war deshalb ein wichtiger Meilenstein für mich. Nun hatte ich einen Namen für das, was mit mir geschah, und konnte aktiv werden: Ich war bereit, alles zu tun, zu lernen und zu verändern, damit es mir wieder besser gehen konnte.
Was mir und vielen anderen betroffenen Menschen geholfen hat, ist Wissen darüber, was da eigentlich wirklich im Inneren abgeht. Wenn du verstehst, was Panik eigentlich ist und was in deinem Körper passiert, kannst du beginnen, mehr innere Sicherheit einzuladen, und fühlst dich nachweislich weniger hilflos.[3]
Also lass uns mal zusammen anschauen, was da in dir vor sich geht.

Eine Panikattacke ist eine extreme Stressreaktion deines autonomen Nervensystems. Dieser Teil des Nervensystems ist für alle vollautomatischen, lebenswichtigen Vorgänge in deinem Körper wie Herzschlag, Atmung, Verdauung und Stressreaktionen verantwortlich. Bei Panik kommt dein innerer Gefahrenscan – die Neurozeption – zu dem Schluss, dass du in großer Gefahr schwebst, aber etwas dagegen tun kannst … und musst! Jetzt!

Die Neurozeption unterscheidet nicht, ob die Gefahr echt und im Hier und Jetzt ist oder etwas, an das sich dein System erinnert, das aber mit deiner aktuellen Situation gar nichts zu tun hat. Deshalb lässt sich so oft nicht erklären, warum Panik ausbricht oder Angstzustände sich hartnäckig halten. Das ist wichtig, um dich selbst und die Panik besser zu verstehen: Auch wenn du dir keinen Reim darauf machen kannst, hat dein Nervensystem einen guten Grund für seine Reaktion. Es reagiert – aus seiner Sicht – absolut richtig, um dich zu schützen. Dein »sympathisches Nervensystem« übernimmt, schüttet Stresshormone aus und bereitet deinen Körper auf Kampf oder Flucht vor. Es mobilisiert eine riesengroße Menge an Energie. Riesengroß! Das ist es, was du körperlich so intensiv spürst und was deine Gedanken in Katastrophenszenarien katapultiert: ein aktiver Überlebensmodus.

DEIN MINI-MANTRA

»Egal, wie lange mein System schon Alarm schlägt, **es kann lernen, sich zu entspannen.**«

STRESS-TOLERANZFENSTER

Im Überlebensmodus gerät der Energiehaushalt komplett aus dem Gleichgewicht.

»Drüber«
zu viel Energie
Angst, Sorge, Stress, Panik,
Wut, Rage, rasende Gedanken

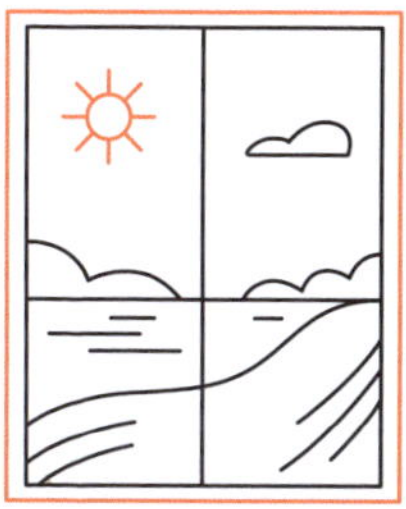

»In meiner Mitte«
genau richtig viel Energie
Sicherheit, Verbundenheit,
Neugier, Lebendigkeit,
Kreativität, Erdung

»Drunter«
zu wenig Energie
»Ich kann nicht mehr.« Überwältigung,
Taubheit, Abschalten, Dissoziieren

AKTIVER ÜBERLEBENSMODUS

1 — Der Herzschlag beschleunigt sich.

2 — Die Atmung wird schneller und flacher.

3 — Die Muskeln spannen sich an.

4 — Der Magen zieht sich zusammen.

5 — Die Blutgefäße verengen sich.

6 — Das Nervensystem fährt die Außenwahrnehmung hoch.

Die Alarmglocke im Gehirn schrillt, der Verstand wird »hyperaktiv«. Während die Amygdala (Teil des limbischen Systems und körpereigener Gefahrenscanner) »Gefahr!« in sein Ohr brüllt, versucht dein präfrontaler Kortex (zuständig für Logik und rationale Entscheidungen) einzuordnen, was da los ist – und scheitert.[4] Das Ergebnis: Die Gedanken rasen, Katastrophenszenarien bauen sich auf, zwanghaftes »Körperscannen« (»Was ist in meiner Brust?«) und zermürbendes Dauergrübeln sind die Folge. Bei Panik schreit alles in dir: »Lauf!« Alle Körpersysteme werden so eingestellt, dass Überleben als einziges Ziel bestmöglich erreicht werden kann. Koste es deinen Körper, was es wolle.
Bei chronischem Stress (also wenn das Nervensystem ständig Alarm schlägt) beginnt der Körper sogar, Muskelmasse abzubauen, damit er den energieintensiven Überlebensmodus aufrechterhalten kann.[5] Dein Nervensystem tut alles für dich: alles, damit du überlebst. Deshalb ist es so wichtig, innere Sicherheit aufzubauen. Damit es sich entspannen kann, damit Verbindung möglich wird und echte Präsenz. Denn das möchte dein Nervensystem und das kann es auch – egal, wie lange der Überlebensmodus in dir aktiv war. Selbst wenn es Jahrzehnte sind.

WAS SPÜRST DU?

Panik kann sich körperlich krass anfühlen,
z. B. mit diesen Symptomen[6]:

Herzrasen, Herzstolpern oder starkes Herzklopfen
Gefühl, als würde das Herz »aus der Brust springen«, Angst vor einem Herzinfarkt

Kurzatmigkeit oder Atemnot
flache, schnelle Atmung, »Ich bekomme keine Luft!«

Engegefühl in Brust oder Hals
Druck auf der Brust, Kloß im Hals

Schwindel oder Benommenheit
Gefühl, gleich umzukippen, »wie auf Watte gehen«, manchmal mit Gleichgewichtsstörungen

Zittern oder Muskelanspannung
vor allem in Armen, Beinen, Schultern, Kiefer

Übelkeit, flauer Magen oder Darmbeschwerden
manchmal mit Drang zur Toilette, Appetitverlust oder Ekel

Hitzewallungen oder Kälteschauer
plötzliches Schwitzen oder Frieren, kann sich abwechseln

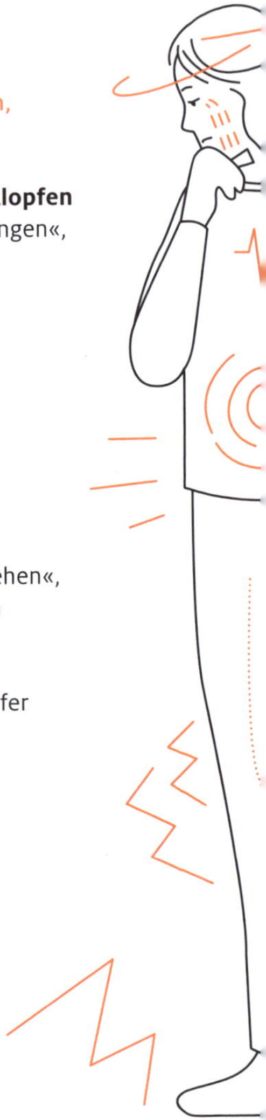

Kribbeln oder Taubheitsgefühle
in Händen, Füßen, Lippen oder Gesicht

Gefühl der Entfremdung
»Ich bin nicht ganz da«, »Alles wirkt unwirklich«

Angst, die Kontrolle zu verlieren oder verrückt zu werden
Gedankenspirale, Ohnmachtsgefühl, Kontrollverlust

Angst zu sterben
intensive körperlicher Symptome (Herzrasen oder Atemnot)

Dringender Fluchtimpuls
»Ich muss hier raus«, »Ich halte das nicht mehr aus«

Weinen oder starrer Gesichtsausdruck
Bei manchen kommt es zu Tränen, andere erstarren komplett.

Enge Kiefer, Zähnepressen oder Schluckprobleme
Kann Druck im Kopf verstärken; oft verbunden mit der Angst, sich zu verschlucken.

Gefühl von innerer Unruhe oder Getriebensein
»Ich muss mich bewegen«, zappelige Hände

Wahrnehmungsveränderungen
Geräusche wirken lauter, Licht greller, Umgebung bedrohlich oder fremd.

Wusstest du, dass die Körperempfindungen bei körperlicher Anstrengung denen bei Angst oder Panik ähneln oder sogar gleichen?
Um ein Gefühl dafür zu bekommen, wie du den »aktiven Sympathikus« ganz individuell wahrnimmst und welche Eindrücke dabei am stärksten sind, kannst du ihn absichtlich hervorrufen. Und zwar in einem Moment, in dem es dir halbwegs gut geht und du gerade keine Panik verspürst (siehe S. 26).
Krafttraining[7] (zum Beispiel im Fitnesscenter mit Gewichten und »Progressive Overload«, also kontinuierlicher Steigerung), Kampfsport oder andere intensive Bewegungsformen helfen deinem Nervensystem, aktivierte Energie zu spüren. Und zwar in einem ungefährlichen Kontext, weil du weißt, dass du selbst die Aktivierung hervorgerufen hast. Du erlebst dich als fähig und in Kontrolle.
Körperlich Herausforderndes zu meistern, signalisiert den unsicheren Teilen in dir: Ich kann auch schwierige Dinge tun. Gerade – aber nicht nur – bei gesundheitsbezogenen Ängsten ist diese Erkenntnis essenziell: Du baust zunehmend Vertrauen in deinen Körper auf, freundest dich mit deinem Sympathikus an, lernst ihn besser kennen und lernst, ihn zu halten. Nach und nach wird deutlich: Aktivierung ist nicht gefährlich. Diese Erfahrung ist für dich immens wertvoll.

Das ist etwas, das ich auch bei mir selbst beobachten konnte. Zum Beispiel waren da anstelle einer ziemlich krassen Gesundheitsangst auf einmal Gedanken wie: »Mein Körper kann ein sehr intensives Training wegstecken, der ist stark. Mit so einer Bronchitis wird der locker fertig!« Solche Einordnungen machen tatsächlich einen Unterschied. Angst begünstigt Entzündungsvorgänge im Körper und kann sie zusätzlich anheizen. Sicherheit wirkt im Vergleich dazu wie körpereigenes Ibuprofen. Ein ausgeglichenes Nervensystem ist in diesem Sinn wie Medizin.[8] Das soll nicht heißen, dass zum Beispiel eine Bronchitis eine Kleinigkeit ist, sondern zeigen, wie viel Sicherheit es gibt, wenn die eigene Kraft in einem sicheren Rahmen immer wieder erprobt werden kann.

DEIN MINI-MANTRA

»**Mein Körper ist stark.** Ich kann auch schwierige Dinge meistern.«

Das Nervensystem braucht keine Theorie, sondern neue, »gute« Erfahrungen. Je mehr du machst, desto eher kann dein Gehirn alte Muster überschreiben.

WIE FÜHLT SICH AKTIVIERUNG AN?

Bring deinen Körper kurz in Bewegung: ein paar schnelle Schritte, Treppen steigen oder Hampelmänner. Spür nach, wie Aktivierung sich in deinem Körper anfühlt, nimm auch wahr, wie es ist, wenn sie langsam abnimmt.

NEUE, GUTE ERFAHRUNGEN

WAS NIMMST DU WAHR?

Herz: Schlägt es schneller, härter?

Brustraum: enger, weiter, vibrierend?

Hals, Kiefer, Gesicht: Spürst du Druck, Wärme, Kribbeln?

Arme, Hände: warm, kalt, schwitzig?

Bauch, Beine: fest, weich, wacklig?

WAS HAT SICH IM VERGLEICH ZUM RUHEZUSTAND VERÄNDERT?

rändern dein Erleben.

Meine Einladung an dich: Schreib auf, was du wahrnimmst.

NACH KURZER ANSTRENGUNG SPÜRE ICH:

WENN MEIN KÖRPER WIEDER »RUNTERKOMMT«, BEMERKE ICH:

AKTIVITÄT HILFT!

BEWEGUNG bringt Ordnung i

STUDIEN BELEGEN:

Bewegung macht die körperlichen Symptome von Angst weniger bedrohlich. Kraft- und Widerstandsübungen heben die Stimmung und dämpfen Angstgefühle. Bewegung stärkt die Emotionsregulation und die seelische Resilienz.

WARUM?

Bewegung baut überschüssige Stressenergie ab. Dadurch sinkt die Alarmbereitschaft, der Körper beruhigt sich und Gedanken, Gefühle und Körperempfindungen folgen.

MERKE:

Körperliche Anstrengung lindert Paniksymptome.[9]

stem.

Ich habe gelernt, dass ich nur dann für andere wirklich da sein kann, wenn es mir gut genug geht. Von meinen Klient:innen höre ich häufig Folgendes: »Ich habe für regelmäßigen Sport und Bewegung einfach keine Zeit.« Besonders dann, wenn es um Veränderung geht und ich betone, wie wichtig es ist, dass Bewegung in unserem Alltag einen festen Platz hat.

Ich schreibe bewusst »Bewegung« und nicht »Sport«, weil ich aus eigener Erfahrung weiß, wie negativ behaftet und mit wie vielen schlechten Erfahrungen das Wort »Sport« beladen sein kann. Der Körper und das Nervensystem brauchen Bewegung und Anstrengung. Das ist tatsächlich essenziell für das Wohlbefinden. Menschen sind nicht für stundenlanges Rumsitzen gemacht.

Deine Panik ist ein krasses Zeichen. Dein Inneres fährt gerade mit Vollgas ALLES auf, was es hat, um dir deutlich zu machen: »Es geht mir nicht gut – wir brauchen Veränderung!« Wirst du hinhören oder die Augen zudrücken und »dich durchbeißen«, weil du denkst, dass es ja »eh nicht so schlimm« ist? Erlaube mir die provokante Frage: Wann wirst du dir endlich erlauben, dich selbst wichtig genug zu nehmen, um nicht unterzugehen? Dein Körper braucht dich. Du brauchst dich. Und nur, wenn du lernst, dich besser um dich selbst zu kümmern, kannst du wirklich für andere da sein!

DEIN MINI-MANTRA

»Ich nehme mir Zeit für mich selbst und **meine Gesundheit.**«

WIE ATMEST DU?

Nimm dir einen Mom
für dich, beobachte
deinen Atem.
Frage dich:
Wie atme ich?

Dein Nervensystem ist in Alarmbereitschaft.

STRESSMODUS

- ○ schnell
- ○ flach
- ○ unregelmäßig
- ○ gepresst

Das hier ist nur ein kurzer Check-in –
du kannst nichts falsch machen.
Einmal ausschütteln, einmal seufzen –
und dann komm wieder sanft zum Atem zurück.

Du bist im Moment eher entspannt.

RUHEMODUS

- ○ langsam
- ○ tief
- ○ gleichmäßig
- ○ mühelos

DEN ATEM SPÜREN UND VERTIEFEN

Dein Atem kann nicht nur zeigen, ob dein Nervensystem gerade in Balance ist oder nicht, sondern genau das auch beeinflussen. Wenn du magst, beobachte deinen Atem für einen Moment ganz neugierig und aufmerksam.

Lege, wenn es sich gut anfühlt, eine Hand auf die Brust und die andere auf den Bauch.

SPÜRE, WO DU DEINEN ATEM WAHRNIMMST:

in der Brust?
im Bauchraum?
an den Seiten?

Lass die Ausatmung etwas länger werden als die Einatmung. Du musst nichts forcieren: Der Atem darf fließen, wie er möchte.
Beobachte, ohne zu bewerten:

»AHA, SO IST DAS.«

Die meisten Menschen atmen unbewusst. Dabei ist die Atmung ein direkter Weg zu mehr Regulation und innerer Ruhe. Hier sind Grundlagen, mit denen du deinen Körper und dein Nervensystem ab heute beeinflussen und unterstützen kannst.

Du kannst die Ausatmung gezielt verlängern: Wenn zu viel Energie im Körper ist, hilft es, länger aus- als einzuatmen. Warum? Die Ausatmung aktiviert den parasympathischen Teil des Nervensystems; jenen Teil, der für Regulation und Beruhigung zuständig ist. Die längere Ausatmung wirkt dabei wie eine sanfte Bremse und signalisiert dem Körper, dass keine unmittelbare Gefahr besteht.

Die meisten Menschen atmen hoch oben in der Brust, besonders unter Stress. Gesunde Atmung aber geht tiefer, ist weit und ruhig: Etwa 70 Prozent der Bewegung entsteht im Zwerchfell und in den unteren Rippen, 30 Prozent als sanfte Ausdehnung im Brustkorb – und zwar nicht nur nach vorn, sondern auch zu den Seiten und nach hinten. Das Zwerchfell ist außerdem mit dem Vagusnerv verbunden. Dadurch wirkt jeder bewusste, tiefe Atemzug insgesamt regulierend und beruhigend.

n Körper antwortet.

ATME ERST MAL DURCH

Die Zwerchfellatmung hilft dir dabei, schnell runterzukommen.
Probiere aus, wie sie sich für dich anfühlt.

1 — **Einatmen:** Bauch und untere Rippen weiten sich.

2 — **Ausatmen:** Bauch und untere Rippen entspannen sich.

3 — **Einatmen:** Zähle innerlich bis 4.

4 — **Ausatmen:** Zähle innerlich bis 6.

5 — **Finde deinen Rhythmus:** sind 4 und 6 zu lang, probiere 3 und 5.

Weniger ist mehr: Die Breathwork-Trends auf Social Media – minutenlanges Luftanhalten, intensive Hyperventilation – sehen vielleicht spannend aus, aber wenn dein Nervensystem ohnehin überaktiv ist, können solche Techniken die Dysregulation noch verstärken. Was unser Nervensystem stärkt, sind sanfte, regelmäßige Wiederholungen, aufmerksames Hinspüren, Kontakt, Beständigkeit.
Atme durch die Nase: Deine Nase ist zum Atmen da, der Mund nicht. Nasenatmung filtert, befeuchtet und erwärmt die Luft, senkt Stress und innere Unruhe und unterstützt erholsamen Schlaf, Konzentration und Ausdauer. Mundatmung dagegen sollte nur vorübergehend genutzt werden, wenn die Nasenatmung nicht möglich ist.
Wenn sie beginnen, bewusst zu atmen, ziehen viele Menschen dabei unwillkürlich die Schultern hoch, halten den Bauch fest oder spannen den Brustkorb an. Als müssten sie »richtig« atmen. Nimm daher deine Haltung für einen Moment bewusst wahr: Sind die Schultern weich? Zieht etwas nach oben? Hält der Bauch dagegen? Ohne etwas zu erzwingen, sieh, ob »gehaltene« Stellen etwas weicher werden möchten. Wenn nicht, ist das ebenso okay.

Bleibt die Atmung in der Brust und möchte einfach nicht im Bauch spürbar werden, ist auch das vollkommen in Ordnung. Forciere nichts. Beschränke dich aufs Beobachten und akzeptiere es, wenn der Körper dir in diesem Moment ein sanftes »Nein« rückmeldet.
Wenn du magst, kannst du zusätzlich mit deinen Atemräumen spielen. Nicht im Sinne von »tiefer atmen müssen«, sondern neugierig und fein. Vielleicht entsteht mehr Weite, wenn du dich kurz streckst, gähnst oder die Flanken minimal dehnst. Vielleicht hilft eine kleine Aufrichtung der Wirbelsäule oder ein sanftes Nachgeben im Brustkorb. Ist dein Atem sehr flach oder fühlt sich gepresst an, probiere den Physiological Sigh von Seite 6. Er kann dir helfen, Spannung zu lösen und Stress abzubauen. Wenn du magst, steh dazu auf und tritt für einen Moment ans geöffnete Fenster. Wie fühlt es sich an, frische Luft von draußen einzuatmen?
Lade Bewegung ein, egal, wie klein oder groß, und sieh, was passiert. Atmung ist lebendig und sie darf fließen. Es geht einzig und allein darum, ihr für ein paar Augenblicke deine volle Aufmerksamkeit zu schenken.

SUMM DICH RUNTER

Summen beruhigt sofort und stärkt den Vagusnerv.
Wenn du magst, probiere es aus:

1 — Durch die Nase einatmen.

2 — Beim Ausatmen summen.

3 — Spür die Vibration in deinem Körper.

4 — Nimm wahr, wie sie sich ausbreitet.

5 — Wiederhole, so oft du möchtest.

4-7-8-ATMUNG

Die 4-7-8-Atmung kann deinem Nervensystem dabei helfen, sich zu beruhigen. Du kannst auch eine »3-5-6-Atmung« daraus machen, wenn das angenehmer ist.

Einatmen und bis 4 zählen.

Atem anhalten und bis 7 zählen.

Langsam ausatmen und bis 8 zählen.

Ein paar Mal wiederholen.

NIMM DIR ZEIT ZUM NACHSPÜREN:

Was hat sich verändert?

Wie atmest du?

Wie fühlt sich dein Körper an?

Gib dir einen Augenblick, um die Veränderung wahrzunehmen. Fühlt sich Luftanhalten unangenehm für dich an, wähle eine andere Übung.

Kann den Dru

In diesem Kapitel hast du dein Nervensystem besser kennengelernt, dich mit deinem Sympathikus auseinandergesetzt und dadurch eine konkrete Idee davon bekommen, wie Panik im Körper entsteht und was sie mit ihm macht. Du kennst die Kraft der Bewegung und die Bedeutung der Atmung. Du weißt, wie du dich mit einfachen Atemübungen effektiv unterstützen kannst und wie wichtig es ist, die überschüssige Energie zu entladen. Auf den nächsten Seiten kannst du dich mit vielen unterschiedlichen Tools ausstatten, damit du dir nie wieder denkst: »Ich bin ausgeliefert!«

KAPITEL 2

– DEINE SOS-TOOLS: HANDLICH, PRAKTISCH, GUT!

Das Ziel in diesem Kapitel ist es, dich mit vielen Tools für den Akutfall zu versorgen, die helfen, dich wieder mehr in deinen Körper und den Moment zu bringen.
Wenn du Panik hast, ist zu viel Energie in dir. Diese gilt es wieder auf ein halbwegs »normales« Niveau zu bringen. Je besser du mit Aktivierung in deinem Inneren umgehen kannst, desto einfacher ist es, nicht von ihr überwältigt zu werden. Da es aber eine Zeit dauern kann, bis der bewusste Umgang damit gut klappt, findest du hier Impulse, die gleich und akut helfen können.
Gehe dabei in zwei Schritten vor: Zuerst geht es darum, die Initial-Energie abzubauen, die dein System bei Panik überflutet. Sobald diese abflaut, kannst du mit der verbliebenen »Drüber-Energie« spielen. Auf den folgenden Seiten findest du viele Tools, aus denen du wählen kannst, um wieder in die Regulation zu finden.
Die überschüssige Energie möchte irgendwo hin. Du darfst also Bewegung ermöglichen. Die Einladung: Bleib nicht sitzen oder liegen, wenn du Panik spürst. Dein Körper ist weise, gib ihm die Möglichkeit, zu »arbeiten«.
Finde Wege, der Energie Raum zu geben. Wichtig ist, dass diese Wege zu dir passen: Wenn ich hier vorschlagen würde, einfach drei Minuten lang wild zu hüpfen, dann kann

DEIN MINI-MANTRA

»Ich kann etwas tun. Mein Toolkit ist voll! **Ich bin fähig!**«

es sein, dass das für dich gerade gut wäre – es kann aber auch sein, dass es für deinen aktuellen Nervensystemzustand in dieser Sekunde zu viel wäre. Probiere es aus und sieh es als eine Art Erforschen: »Wie viel brauche ich gerade?«

Steigere dich nach und nach und lass die Bewegung auch wieder weniger werden, wenn du meinst, dass es eine gute Idee sein könnte. Ist da immer noch zu viel Energie, steigere die Bewegung einfach wieder. Es ist ein Ausprobieren dessen, was dir guttut und für dich hilfreich ist.

Übrigens: Viele Menschen zittern während einer Panikattacke. Wenn du es auch aus deiner Erfahrung kennst, versuche einmal, das Zittern zuzulassen. Vielleicht willst du es sogar absichtlich verstärken und spüren, ob das einen Unterschied macht.

BLITZABLEITER FÜR DIE INITITAL-ENERGIE

Wenn Panik hochkommt, such dir aus diesen fünf Ideen eine aus.

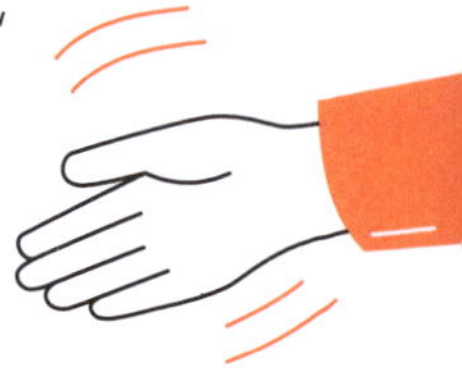

1 — **Schütteln:** Beginne sanft mit den Händen, erst langsam, dann schneller. Lass das Schütteln sich ausbreiten in Arme, Schultern und Beine. Was möchte sich bewegen? Wie lange? Wann ist genug?

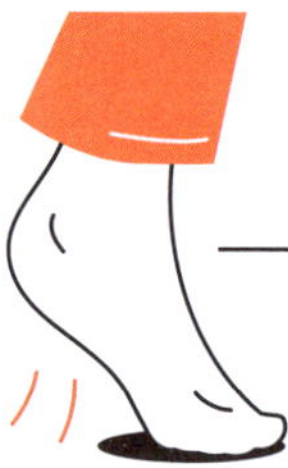

2 — **Hüpfen oder bouncen:** auf der Stelle, mit weichen Knien, sodass auch die Schultern mitschwingen können. Experimentiere mit Körperspannung und Intensität. Wie fühlt es sich an, wenn der Boden dich wieder auffängt?

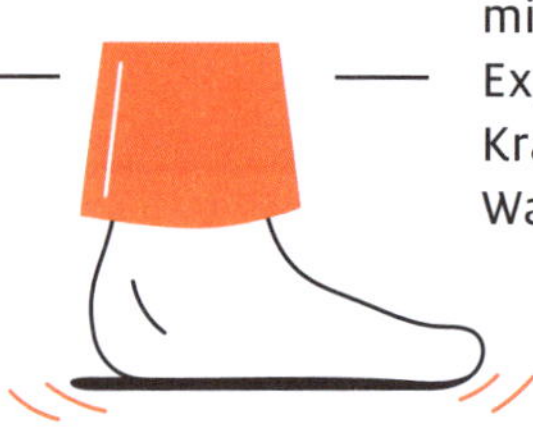

3 — **Stampfen:** barfuß oder mit Schuhen, mit beiden Füßen oder abwechselnd. Experimentiere mit der eingesetzten Kraft: Stampfe mal fest, mal sanfter. Was verändert sich?

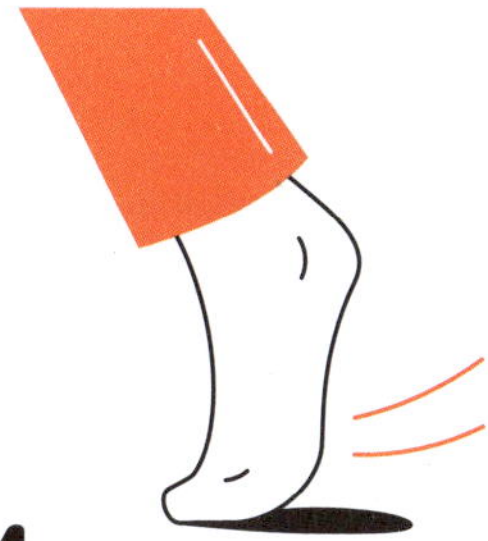

4

Tanzen: Wähle ein Lied, das dich gut fühlen lässt, und eine für dich angenehme Lautstärke. Erlaube deinem Körper, sich zu bewegen. Fühl, welche Bewegungen gerade dran sind. Mach dich groß, streck die Arme von dir oder umarme dich fest, beuge dich vornüber oder sanft nach hinten – langsam oder schneller ... Mal sehen, was sich heute zeigt.

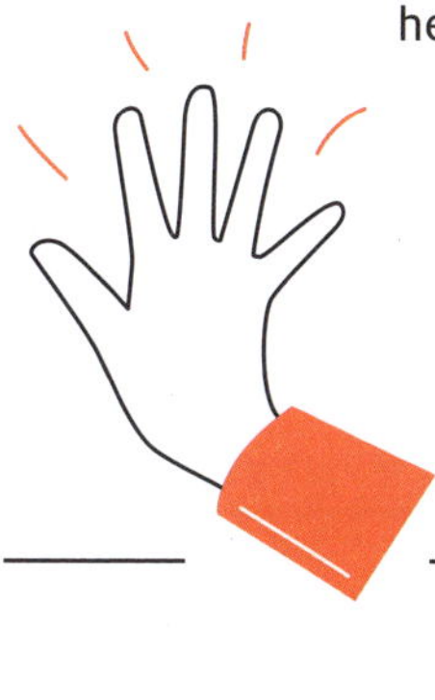

5

Stärke spüren: Stell dich vor eine Wand und versuche mit aller Kraft, sie mit deinen Händen wegzudrücken. Spür die Anspanung im Körper, in den Armen, deinem Hals, im Gesicht, im Kiefer. Beobachte deine Atmung. Versuche, beim Wegdrücken bewusst auszuatmen. Am Ende der Ausatmung lass den Druck weniger werden. Spür nach.

KÖRPERKONTAKT BERUHIGT

Bei Angst oder Panik kann gezielter Körperkontakt dir dabei helfen, dich wieder zu spüren.

WAS FÜHLT SICH GUT AN?

Händflächen kräftig aneinander drücken.

Mit den Händen Oberschenkel oder Oberarme abdrücken.

Mit den Fußsohlen über einen Ball rollen (z. B. mit Noppen).

Sich an eine stabile Wand lehnen, Gewicht abgeben.

Den Körper locker abklopfen: Arme, Schultern, Brustkorb, Bauch, Hüften, Beine, Füße.

EXPERIMENTIERE MIT DER INTENSITÄT:

Fester Druck wirkt oft stabilisierender als sanfte Berührung, besonders wenn du sehr aufgeregt bist.

FEST ODER SANFT? De

ervensystem zeigt, welche Berührung guttut.

Bei Angst oder Panik geht oft das Gefühl für den Körper verloren. Du fühlst dich überflutet oder »abgeschnitten«. Bewusster Druck oder rhythmisches Abklopfen können helfen, wieder Halt zu finden, dich im Raum zu orientieren und deine Grenzen wahrzunehmen. Gezielter Körperkontakt wirkt, weil unsere Haut, Muskeln und Gelenke mit speziellen Sinneszellen, den sogenannten Mechanorezeptoren, durchsetzt sind. Diese reagieren auf Druck und Bewegung und aktivieren die propriozeptive Wahrnehmung. Das ist die Fähigkeit, den eigenen Körper im Raum zu spüren.

Tiefer gleichmäßiger Druck und rhythmisches Klopfen sprechen diese Rezeptoren besonders an. Beides kann dabei helfen, den inneren Alarm zu dämpfen und dein Nervensystem zu regulieren.

Halte zwischendurch inne, prüfe für dich, ob und was sich verändert und ob die Intensität passt. Wenn du merkst, dass etwas zu viel wird, halte an. Bleib bei deinem Atem oder orientiere dich im Raum. Wenn du sehr sensibel bist, genügt oft ein kleinerer Bereich oder eine leichtere Berührung. Beginne an Stellen, die sich sicher anfühlen, oder spüre zuerst einfach den Boden unter deinen Füßen. Dein Nervensystem zeigt dir, wie viel gerade wohltuend ist.

PUFFER FÜR DIE DRÜBER-ENERGIE

Sobald die Initital-Energie abgeleitet ist, kannst du dich Schritt 2 zuwenden. Vielleicht hilft dir eines dieser Tools oder eine Kombination, um wieder ruhiger und präsenter zu werden.

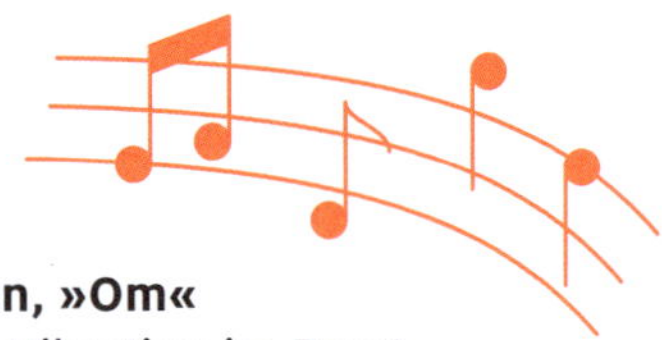

1 — **Summen, Singen, »Om« und »Voo«:** Die Vibration im Brustkorb wirkt regulierend und die längere Ausatmung unterstützt dich zusätzlich.

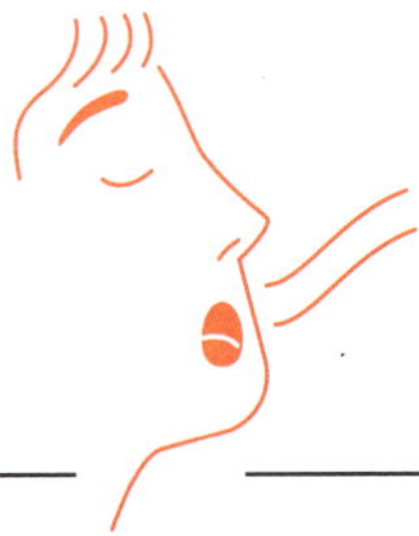

2 — **Gähnen:** Tu so, als müsstest du gähnen. Dabei wird deine Atmung tiefer und die Ausatmung verlängert sich, was den Parasympathikus aktiviert, den Teil deines Nervensystems, der für Beruhigung zuständig ist.

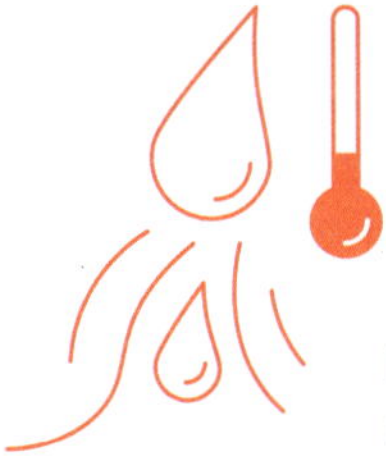

3

Kaltes Wasser: Spül dein Gesicht mit kaltem Wasser, halte deine Handgelenke darunter oder leg ein feuchtes Tuch in deinen Nacken. Vielleicht tut es dir auch gut, den Oberkörper zu befeuchten.

4

Lauwarmes Wasser: Trinke ein Glas lauwarmes Wasser. Beim Schlucken wird der Vagusnerv stimuliert, vor allem im Rachenraum und entlang der Speiseröhre. Lauwarmes Wasser reizt diese Bereiche sanft, ohne zu überfordern – im Gegensatz zu eiskaltem Wasser, das bei hoher Aktivierung too much sein kann.

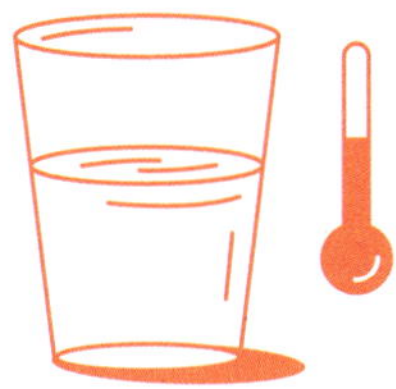

5

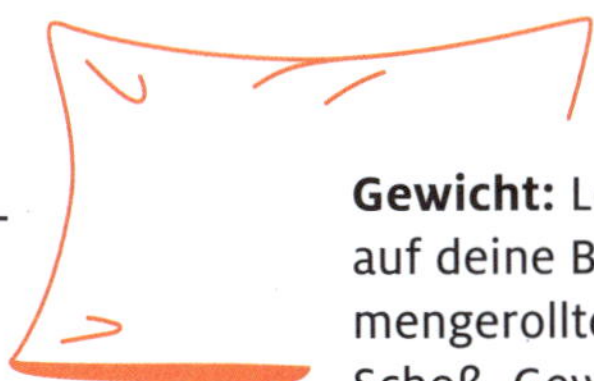

Gewicht: Leg ein schweres Kissen auf deine Brust oder eine zusammengerollte Decke auf deinen Schoß. Gewichtsdecken oder ein Gewichtsschal können bei Panik eine sehr gute Idee sein.

Wenn Panik oder starke Unruhe spürbar ist, hilft oft etwas sehr Konkretes: ein Sinnesreiz, der dich ins Jetzt holt. Geruch, Geschmack und Bodenkontakt bündeln deine Aufmerksamkeit und geben deinem Kopf weniger Raum für Katastrophengedanken. Wähle einen Reiz, der sich gut anfühlt – und bleib für ein paar Sekunden ganz bei dem, was du gerade wahrnimmst.

Neurobiologisch passiert dabei Folgendes: Intensive Sinnesreize aktivieren Areale im Gehirn, die für Orientierung und Gegenwartswahrnehmung zuständig sind. Gleichzeitig bekommen jene Netzwerke weniger Raum, die mit Grübeln, Katastrophendenken und innerer Alarmbereitschaft verbunden sind. Dein System schaltet von »Was könnte gleich passieren?« auf »Was ist jetzt gerade da?«

Ein Duft, ein klarer Geschmack oder der Kontakt deiner Füße mit dem Boden senden dem Gehirn eindeutige Informationen: Ich bin hier. Ich stehe. Ich rieche. Ich schmecke. Das wirkt stabilisierend, weil Orientierung Sicherheit schafft.

Wichtig ist nicht, was du wählst, sondern dass du wählst: einen Reiz, der sich für dich angenehm oder zumindest neutral anfühlt. Bleib für ein paar Sekunden bewusst dabei. Benenne innerlich, was du wahrnimmst. Verändert sich etwas?

DEIN MINI-MANTRA

»Ich rieche, schmecke, spüre. **Ich bin da.**«

ZURÜCK INS JETZT

Riechen, schmecken, spüren sind schnelle Sinnesanker. Sie holen dich zurück ins Hier und Jetzt und geben Angst und Panik weniger Raum.

1 — **Riechen:** Riech an etwas Intensivem – ein ätherisches Öl, eine Zitronenschale oder Kaffee. Verwende einen Duft, den du gern riechst. Das soll dich unterstützen und nicht zusätzlich herausfordern.

2 — **Schmecken:** Beschreibe, was du schmeckst, und sei dabei so detailliert wie möglich. Versuche, dich darauf zu fokussieren und auch feine Nuancen wahrzunehmen: Der volle Fokus auf den Geschmack ist hier der Schlüssel.

3 — **Barfuß gehen:** Spür den Boden unter deinen Füßen. Nimm ihn bewusst wahr. Kalt, warm, weich, hart? Bewege die Zehen, streiche über den Untergrund. Was spürst du? Versuche, dich darauf zu konzentrieren, was du alles wahrnehmen kannst.

»Zähl von zehn rückwärts, wenn du Angst hast!«: Kennst du diesen oder ähnliche Tipps und irgendwie helfen sie dir nicht? Wenn das auf dich zutrifft, ergibt das Sinn! Solche Ideen sind grundsätzlich nicht verkehrt, aber es gibt ein Aber: In akuter Panik wird der Teil des Gehirns, der für Planung, Reflexion und Selbstregulation zuständig ist, buchstäblich »abgeschaltet«. Kognitive Reize – also zum Beispiel das Zählen – können zwar in der Tat helfen, diesen Teil langsam wieder zu aktivieren, aber nur, wenn du gerade nicht völlig überfordert und krass in der Übererregung bist.

Wenn sich alles zu viel anfühlt, ist es klüger, zuerst mit etwas Körperlichem (zum Beispiel mit der Atmung, Bewegung, Druck ...) zu beginnen. Blättere gern noch mal zurück, um eine für dich passende Methode zu finden. Denn erst, wenn dein Körper signalisiert: »Ich bin nicht mehr in akuter Gefahr«, können kognitive Reize die Regulation unterstützen und eine tolle Ressource sein.

Solltest du dich immer auf diese Weise ablenken? Das wäre nicht der richtige Ansatz, denn dann kann keine echte Veränderung einsetzen und es bleibt bei einer oberflächlichen Entlastung. Aber es ist total in Ordnung und wirklich hilfreich, solche Tools zu nutzen, um uns in der Sekunde runterzubringen und zu unterstützen.

BRING DEIN GEHIRN AUF TRAB

Sobald die Initial-Energie abgeleitet ist, kannst du den Logikteil deines Gehirns mit kleinen Sprachspielen oder Mini-Puzzles sanft aufwecken.

ÜBERLEGE UND BENENNE:

4 Länder, die mit B beginnen

3 rote Obstsorten

Wie viel ist 8 x 12?

Was ist die Hauptstadt von Peru?

Welcher Tag war vorgestern?

Sag das Alphabet rückwärts auf.

SPÜR NACH:

Was hat sich verändert?
Klingt die überschüssige Energie ab?

Gut!

Wenn nicht, kehre zurück zu einem körperlichen Tool: Atmung, Bewegung oder Druck.

EIZE können deine Aufmerksamkeit umlenken.

Unser Nervensystem ist von Anfang an auf Verbindung programmiert. Schon Säuglinge suchen Blickkontakt, reagieren auf Stimmen und erkennen Gesichtsausdrücke. Diese frühen Erfahrungen beeinflussen, ob sie später Sicherheit in Verbindung erleben oder sie als gefährlich einstufen. So kannst du etwa auf einen warmen Tonfall reagieren oder bei Blickkontakt entspannen.

Manchmal ist niemand da, der dich halten, sehen oder beruhigen kann. Dann können symbolische Reize helfen: innere Bilder, Erinnerungen, eigene Worte im Spiegel. Auch so kann Verbindung entstehen: jene zu dir selbst. Wenn es jemanden in deinem Leben gibt oder gab, mit dem dich geliebte Erinnerungen verbinden, sind diese in deinem Nervensystem gespeichert. Holst du diese Erinnerungen ins Bewusstsein, fühlst dich in sie hinein, nimmst auch Stimmen und Laute wahr, kann dir das in schwierigen Situationen helfen.

Aber Achtung: Es gibt auch Menschen, die für unsere Regulation nicht gut sind, und wo Kontakt uns aus der Balance wirft. Wenn dein innerer Scan Gefahrensignale empfängt, gerätst du in einen Überlebensmodus. Hallo, Stress, Angst und Wut – oder sogar völliges Abschalten. Kann eine für dein Nervensystem »unsichere« Person also Angstzustände und Panik hervorrufen? Kurz gesagt: ja.

DU BIST NICHT ALLEIN!

Die bessere Regulation und Präsenz eines anderen Menschen können dir helfen, dein Nervensystem zu beruhigen und dich besser zu fühlen.

Wenn du merkst,
dass dein Nervensystem Alarm schlagen möchte,

PROBIERE DAS:

Ruf einen Menschen an,
bei dem du dich sicher fühlst.

Verbringe Zeit mit einem sicheren Menschen.

Wenn es sich stimmig anfühlt,
lass dich umarmen und halten.

Streichele ein Haustier.

Guck eine Komödie, in der du die Schauspielenden magst oder hör Songs von Künstler:innen, mit denen du dich verbunden fühlst.

Geh raus, an Orte, wo du dich wohlfühlst.

NOTFALL-CHEAT-SHEET

Hier findest du einige wirksame Tools, die du nutzen kannst, im easy Überblick. Probiere aus, erforsche und finde, was dir hilft.

1. Abdrücken und Abklopfen
2. Summen und Singen
3. Gähnen
4. kaltes Wasser auf der Haut
5. lauwarmes Wasser trinken

6 — körperliche Anstrengung und Bewegung

7 — Riechen, Schmecken und Benennen

8 — Gewicht

9 — Barfußgehen

10 — kognitive Reize

11 — Co-Regulation

Auch wenn wir grundsätzlich alle dieselben Nervensysteme haben, so ist doch jedes einzelne individuell geprägt. Was für dich hilfreich ist, kann von jemand anderem als unangenehm empfunden werden. Deshalb ist es wichtig zu erforschen, welche deine ganz persönlichen Lieblingstools sind. Lerne sie kennen und sortiere sie zum Beispiel in zwei Bereiche:

Was hilft dir, die »Initial-Energie« abzubauen, wenn du den inneren Alarm aufkeimen spürst oder direkt in der Panik bist? Und was hilft dir, dem übrig gebliebenen Zuviel an Energie Raum zu geben, wenn du die große Welle gesurft hast und dich noch immer ziemlich hibbelig fühlst?

Bewegung, längeres Ausatmen, Summen oder andere körperliche Impulse können dich dabei unterstützen, Spannung abzubauen und das Nervensystem zu entlasten. Wenn es Alarm schlägt, brauchen wir Orientierung, Erdung und eine dosierte Entladung der Energie. So fördern wir das Gefühl, wieder verbunden mit dem Hier und Jetzt und präsent im eigenen Körper zu sein.

Gerade in Alarmzuständen gilt: Weniger ist mehr. Komplexe Techniken, die viel Aufmerksamkeit erfordern, sind selten hilfreich. Damit wir uns besser fühlen können, müssen wir eine Sprache sprechen, die der Körper ver-

steht. Und er mag es simpel, klar und einfach. Alles, was ohne großen Denkaufwand funktioniert, ist geeignet.
Mit der Zeit entsteht durch Ausprobieren und Wiederholen eine persönliche »Akuthilfe-Regulationslandkarte«. Du lernst zu unterscheiden, was dir hilft, wenn zu viel Energie da ist – und was du brauchst, wenn dein Nervensystem sich schon etwas beruhigt hat. Diese Unterscheidung ist ein wichtiger Schritt: Sie stärkt das Vertrauen in den eigenen Körper und macht es leichter, in schwierigen Momenten gezielt zu reagieren, statt sich ausgeliefert zu fühlen. Deine Lieblingstools sind keine starren Regeln, sondern flexible Begleiter. Sie dürfen sich verändern und immer weiter ergänzt werden. Entscheidend ist nicht, alles »richtig« zu machen, sondern ein Gefühl dafür zu entwickeln, was dir in diesem Moment guttut – und deinem Nervensystem hilft, wieder zur Ruhe zu kommen.

WAS HILFT DIR JETZT?
BINGO!

SANFT DEHNEN	BARFUSS GEHEN	SCHÜTTELN
NOTFALL-SEUFZER	SUMMEN	KÖRPER ABKLOPFEN
TIERE BEOBACHTEN	HAUSTIER STREICHELN	PFLANZEN GIESSEN

Sobald der erste Stress etwas abgeklungen ist,
kannst du dich mit ganz unterschiedlichen Strategien beruhigen.
Such dir aus, was dir guttut.

 KUCHEN BACKEN	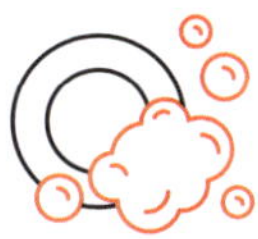 GESCHIRR ABSPÜLEN	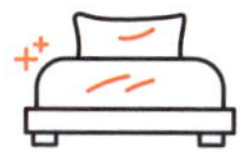 BETT FRISCH BEZIEHEN
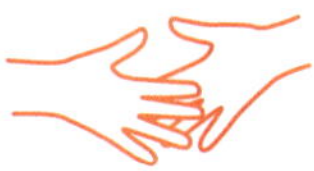 (SELBST-) UMARMUNG	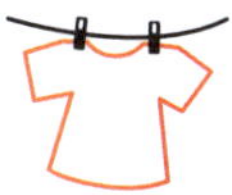 WÄSCHE AUFHÄNGEN	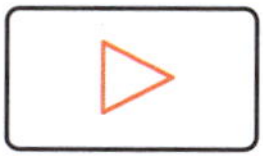 SERIE SCHAUEN
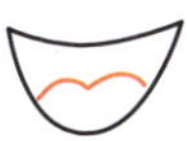 LACHEN	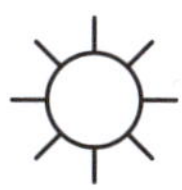 SONNE TANKEN	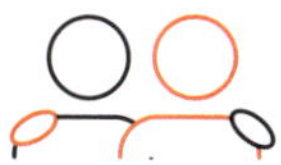 FREUND TREFFEN

ZEIT
FÜR DICH

Du kannst lernen, auch intensive Emotionen zu »halten«: Bei einem bewussten Umgang werden Gefühle nicht unterdrückt, aber sie überrollen dich auch nicht.

DU BRAUCHST

liebevolle Zuwendung

PROBIER DAS:

Spür einen Moment in den Bereich deines Körpers, wo du Aufruhr wahrnimmst.

Finde einen Bereich, der sich ruhiger oder stabiler anfühlt: vielleicht der kleine Finger? Die Fußsohlen?

Versuche, mit deiner Aufmerksamkeit zwischen den unterschiedlichen Eindrücken zu »pendeln«.

Veränderung beginnt in kleinen Momenten, in denen du präsent bleibst, statt gegen das, was du spürst, anzukämpfen. Auch und gerade dann, wenn es unangenehm ist.

ATME: Spür die Aktivieru

Abgesehen von Hilfe in der Akutsituation besteht ein wichtiges Ziel für unsere Gesundheit darin, die Panik nicht auf Dauer um jeden Preis stoppen zu müssen, sondern immer besser zu lernen, auch sehr intensive Emotionen zu »halten«. Das geht nicht sofort, sondern braucht Zeit, Anleitung und Übung. Ein wichtiger Schlüssel auf dem Weg ist liebevolle Selbstzuwendung. Du kannst im Alltag üben, indem du dich bewusst jenen Bereichen in deinem Körper zuwendest, die sich nicht gut anfühlen, um dann mit deiner Aufmerksamkeit zu jenen zu »pendeln«, die du als angenehmer empfindest.

In diesem Kapitel hast du erfahren, dass die bei einer Panikattacke entstehende überschüssige Energie abgeleitet werden möchte und auch wie du das tun kannst. Oft ist es hilfreich, zuerst mit relativ viel Bewegung zu beginnen und dann verschiedene Körperübungen oder sinnliche Reize folgen zu lassen. Mit der Zeit wirst du herausfinden, was für dich auch in der Panik gut zugänglich ist und dir am meisten hilft. So kannst du dich direkt in der Panikattacke erden und dem Gefühl des Kontrollverlusts begegnen – egal, wo du gerade bist.

d dann spür auch den Halt.

KAPITEL 3

– GEGEN DIE ANGST VOR DER ANGST: SICHERHEIT IM ALLTAG SCHAFFEN

Die Angst selbst ist heftig genug. Aber manchmal ist es die Angst vor der Angst, die alles noch schwerer macht: »Was, wenn die Panik wiederkommt? Was, wenn ich mich wieder ausgeliefert fühle?« Vielleicht ist deine Panik so wie meine war: Sie kam gefühlt aus dem Nichts – ein starker Trigger setzte frei, was sich über Jahrzehnte an innerer Unsicherheit angestaut hatte. Dann war sie einfach da. Die Panikattacken kamen ohne erkennbaren Auslöser. Aber glaube mir, hätte es irgendwelche Orte oder Aktivitäten gegeben, von denen ich wüsste, sie würden die Panik triggern: Die hätte ich gemieden wie Katzen das Wasser!

Das ist es, was oft passiert bei Menschen, die mit Ängsten zu tun haben: Sie beginnen, ihr Leben danach auszurichten, nichts »Riskantes« mehr zu tun. Sie meiden zum Beispiel das Autofahren, wenn sie das mit ihrer Panik in Verbindung bringen. Oder Meetings, Bahnfahren, Feiern, Stille, Nähe. In Verbindung mit der Funktionsweise des Nervensystems ergibt das Sinn. Es will dich vor jeder Gefahr beschützen und stellt sich wie eine Wand zwischen dich und das bunte Leben.

Vielleicht ist dir die Tendenz bei dir auch aufgefallen: Du sagst Dinge ab, ziehst dich zurück, planst deinen Alltag immer mehr nach dem kleinsten gemeinsamen Nenner: Was könnte schiefgehen? Es ist natürlich gut, wenn du auf dich achtest und bewusst wählst, womit du deine Zeit verbringst. Es ist auch gut, wenn du abwägst, ob du etwas wirklich tun willst oder lieber nicht.

Aber wenn du es nicht selbst bist, sondern die Angst diese Entscheidungen für dich fällt, wird deine Welt dadurch zusehends enger und kleiner. Du verlierst an Spielraum und fühlst dich machtlos; die Angst wächst. Sie tut dann etwas, das eigentlich niemals ihre Absicht war: Sie bestimmt dein Leben. Dabei wollte sie dich nur auf etwas hinweisen. Aber anstatt sie an die Hand zu nehmen und mit ihr zu erforschen, was sie dir eigentlich zeigen will, ziehst du dich zurück und versteckst dich vor der Welt.

DEIN MINI-MANTRA

»Ich kann gestalten. **Ich bin nicht ausgeliefert**.«

In diesem Kapitel geht es darum, wie du dir deine Freiheit Stück für Stück zurückholst oder dich dabei unterstützen kannst, sie zu erhalten. Trotz deiner Bekanntschaft mit der Panik. Was dir dabei hilft, ist einerseits ein wachsendes Verständnis dafür, welche Prozesse dabei konkret im Körper und im Nervensystem ablaufen. Und andererseits gibt es viele praktische Dinge in deinem Alltag, bei denen du ansetzen kannst, um mehr Sicherheit zu empfinden. Und diese sind nicht mal kompliziert. Damit du spürst: Ich kann gestalten. Ich bin nicht ausgeliefert.

Auf den folgenden Seiten stelle ich dir drei Schlüssel vor, mit deren Hilfe du deinen Alltag mit mehr Leichtigkeit gestalten kannst. Die »3 Cs« sind ein Modell von der US-amerikanischen Therapeutin Deb Dana und beschreiben drei Dinge, die unser Nervensystem braucht, um sich sicher zu fühlen: Context, Choice und Connection. Übersetzt heißt das Kontext, Wahlmöglichkeit und Verbindung. Diese drei Faktoren wirken wie Orientierungspunkte. Fehlt einer von ihnen, steigt die innere Alarmbereitschaft. Sind sie vorhanden, kann sich dein Nervensystem eher regulieren, auch in herausfordernden Situationen.

Um in Schritt 1 den richtigen Kontext herzustellen, hilft folgende Frage: »Was passiert gerade?« Denn Kontext bedeutet zu verstehen, was gerade los ist. Wo bin ich? Was passiert in mir? Und warum reagiert mein Körper so? Wenn du erkennst, dass es dein Nervensystem ist, das gerade Alarm schlägt – und nicht, dass du »die Kontrolle verlierst« oder »verrückt wirst«, entsteht Orientierung. Diese Einordnung allein kann bereits entlasten. Kontext heißt nicht, alles schönzureden oder wegzuerklären. Es heißt, dem Erleben einen Rahmen zu geben: »Das ist eine Stressreaktion. Mein Körper versucht, mich zu schützen.«

»WHAT IS« STATT »WHAT IF«

Ein kurzer Reality-Check kann dir helfen, aus dem gedanklichen »Was wäre, wenn?« auszusteigen.

FRAGE DICH:
»Was passiert hier gerade wirklich?«

GEH IN ZWEI SCHRITTEN VOR:

Was passiert um mich herum?

und dann:

Was passiert in mir?

Ein klarer Moment reicht womöglich, damit sich ein unangenehmes Gefühl nicht zur Panik aufschaukelt.

NE STRESSREAKTION – du bist nicht in Gefahr!

In Schritt 2 machst du dir klar, dass du eine Wahlmöglichkeit hast. Frage dich: »Kann ich etwas an dieser Situation ändern, wenn ich es will?« Diese Frage ist entscheidend für empfundene Sicherheit. Manchmal gibt es tatsächlich keine Wahlmöglichkeit – das ist willkommenes Futter für die Dysregulation und damit für Angst. Wieder andere Male ist eine freie Entscheidung möglich, aber innere Programme und alte Überzeugungen verstellen den Blick darauf. Koste für dich den Satz: »Ich darf mich immer wieder neu entscheiden« und sieh, ob es Bereiche in deinem Leben gibt, von denen du glaubst, keine Wahl zu haben, obwohl das nicht zutrifft.

Direkt in einer starken Aktivierung kann es schwierig sein, Wahlmöglichkeiten zu erkennen. Das ist normal. Deshalb lade ich dich ein, dir in ruhigeren Momenten Gedanken darüber zu machen und Dinge zu notieren, wenn es dir gerade »ganz gut« geht. So stehen dir diese Gedanken später zur Verfügung.

Für den gelebten Alltag kann es sehr hilfreich sein, regelmäßig zu unterscheiden: Was liegt in meiner Macht – und was nicht? Diese Unterscheidung gibt deiner Wahlfreiheit einen klaren Rahmen. Sie verhindert, dass du dich für alles verantwortlich fühlst – und erinnert dich gleichzeitig daran, dass du mehr gestalten kannst, als die Angst dich glauben lässt.

DEIN MINI-MANTRA

»Ich darf wählen. Ich darf immer wieder neu entscheiden.«

DU HAST DIE WAHL!

Wenn du merkst, dass
Unsicherheit und Druck steigen,
halte kurz inne und frage dich:

1– WAS IST GERADE FIX?
(Das kann ich im Moment nicht ändern.)

2– WO HABE ICH SPIELRAUM?
(z. B. Tempo drosseln, Pause einlegen, Reihenfolge bestimmen, Hilfe holen, Haltung verändern)

3– WAS IST MEINE NÄCHSTE KLEINE WAHL?
Nicht die perfekte – die machbare.

Du musst nichts entscheiden, was »für immer« gilt.

Es geht ganz konkret
um das Hier und Jetzt.

ICHT: Du darfst dich immer wieder neu entscheiden!

WAS HEISST »VERBUNDEN SEIN«?

VERBINDUNG HEISST:

Du bist in Kontakt.

1. mit dir selbst, deinem Atem, deinem Körper: kalte Zehen, verspannte Schultern, das Kribbeln im hungrigen Magen

2. mit dem Moment: Sonne auf deiner Haut, Regen am Fenster, der weiche Stoff zwischen deinen Fingern

3. mit einem anderen Menschen: wahrnehmen, zuwenden, mit jemandem im Moment sein (siehe ab S. 54)

4. mit etwas Größerem, für Orientierung und Halt

Verbindung kann auf verschiedenen Ebenen entstehen. Sie alle bringen dich ein Stück ins Jetzt.

VERBINDUNG HEISST AUCH:

Du bist präsent.

Ein Moment von Präsenz kann helfen, Panik den Boden zu entziehen.

GOOD NEWS: Wo Präsenz

…aben Überlebenszustände keinen Platz.

Der dritte Schritt besteht darin, wieder in Verbindung zu treten. Verbindung ist etwas zutiefst Menschliches. Jeder Mensch braucht die Verbindung zu sich selbst, zu anderen Menschen und zum Leben schlechthin. Sie ist kein Extra und kein Luxus, sondern eine grundlegende Voraussetzung dafür, dass es uns wirklich gut gehen kann.

Verbindung ist jedoch nur möglich, wenn das Nervensystem ausreichend reguliert ist – also »sicher genug«. Rutscht es in einen Überlebensmodus, wie es bei Angst und Panik geschieht, wird die Verbindung unterbrochen. Das Entscheidende ist: Du kannst lernen, Verbindung wieder zuzulassen, und sie sanft üben. Oft zeigt sie sich in unscheinbaren Momenten: ein bewusster Atemzug, ein Blick aus dem Fenster, das Spüren des Bodens unter den Füßen, ein freundlicher Blickkontakt, eine Stimme, die vertraut klingt. Diese flüchtigen Augenblicke können den Autopiloten unterbrechen und dich zurück ins Hier und Jetzt holen. Verbindung bedeutet: »Ich bin da. Ich bin nicht verloren. Ich bin in Kontakt.«

Diese kleinen, unscheinbaren Momente, in denen wir Verbindung zumeist unbewusst erleben, sind alles andere als bedeutungslos. Sie können dir als kleine Unterbrecher in einem sonst vollen Alltag dienen, die automatisierten Vorgängen etwas von ihrer Geschwindigkeit nehmen. So kannst du Verbindung »üben« und bewusst einladen:

Wenn du morgens aufwachst, lege eine Hand auf die Brust und erlaube dir einen tiefen Seufzer mit dem Gedanken: Ich bin hier. Beim Zähneputzen kannst du dir selbst im Spiegel begegnen und wahrnehmen: Das bin ich – vielleicht sogar mit einem leisen Guten Morgen. Ich weiß, das ist seltsam. Probiere es einfach aus!

Wenn du einen neuen Raum betrittst, halte kurz inne, lass deinen Blick wandern und nimm wahr, was du siehst, hörst oder riechst. Auch kurze, echte Begegnungen zählen: Wenn du beim Einkaufen, im Café oder im Park einem freundlichen Menschen begegnest, sieh ihm bewusst in die Augen, wenn du dich bedankst. Und wenn du magst, teile ein ehrliches Kompliment. So könnt ihr einen Moment der Präsenz teilen.

Wenn du in der Natur unterwegs bist, kannst du Verbindung über deinen Körper erfahren. Spüre den Boden unter deinen Füßen, nimm Geräusche wahr, schau nach oben in den Himmel, fühl den Wind auf deiner Haut. Du bist nicht getrennt von deiner Umgebung, sondern Teil von etwas Größerem – auch das ist Verbindung.

DEINE MINI-CHECKLISTE

- O Beim Zähneputzen präsent geblieben
- O Die Kassiererin im Supermarkt wahrgenommen
- O **Dankbarkeitsmomente gesammelt**

Am Abend kann es hilfreich sein, den Tag bewusst abzuschließen und an drei gute Dinge zu denken, die du erlebt hast. Wo hast du dich verbunden gefühlt – mit dir selbst, mit anderen oder mit der Welt? Besinne dich auf diese kleinen, flüchtigen »Glimmer« von Präsenz, in denen du ganz da warst und für die du dankbar bist.

Glimmer sind die kleinen Geschwister der großen »Marmeladenglasmomente«: meist verschwindend kurz und flüchtig, sodass wir sie nur selten wirklich bewusst erleben. Aber die Wissenschaft weiß heute, dass es einen Unterschied fürs Gehirn macht, wenn wir positive Momente ganz absichtlich für ein paar Sekunden länger halten und körperlich spüren, was sie in uns auslösen, als wenn wir das »vollautomatisch« tun würden. Deshalb lade ich dich ein, dich ab heute bewusst für sie zu öffnen. Das hilft dem Nervensystem, Sicherheit mit der Zeit schneller zu erkennen.

NON-NEGOTIABLES

Schaffe tägliche Routinen: SICHERHEIT

Dein Nervensystem liebt Vorhersehbarkeit.
Kleine, feste Routinen geben Halt wie ein Geländer im Alltag.
Wähle drei Mini-Gewohnheiten, die jeden Tag gleich sind,
auch an herausfordernden Tagen.

BEISPIELE:

morgens ein Glas Wasser trinken

eine Minute bewusst atmen

nach dem Zähneputzen
kurz wippen und die Füße spüren

erst 15 Minuten nach dem Aufstehen
aufs Handy schauen

frische Luft schnappen: draußen, im Garten,
am offenen Fenster oder auf dem Balkon

Diese drei Dinge sind gesetzt –
egal, wie der Tag wird.

LANBAR.

Wähle 3 feste Anker für deinen Alltag

Welche 3 »Non-Negotiables« sollen dich ab sofort begleiten – egal, wo du bist und wie es dir geht?

1.

2.

3.

Durch Wiederholung und Vorhersehbarkeit entsteht Sicherheit.

Manchmal weiß man schon im Voraus, dass bestimmte Termine oder Erledigungen anstehen, die aktivierend und wenig förderlich für das Wohlbefinden sein könnten. Welche genau das sind, ist für jeden Menschen anders. Ein paar Beispiele: Arzttermine, Untersuchungen, Telefonate mit Ämtern, neue Menschen kennenlernen, Small Talk, notwendige Treffen mit unsicheren Menschen, Blick aufs Bankkonto, Überweisungen, lange Autofahrten, Urlaubsplanung, Gespräche mit Vorgesetzten, Gehaltsverhandlungen, vielleicht der Weg in den Supermarkt oder das Kleinkind zu Bett bringen.

Was auch immer für dich aktivierend ist: In diesen Lebensbereichen ist es besonders wichtig, gut auf dich aufzupassen. Wie kannst du davor etwas Gutes für dich tun – und wie kannst du dich danach um dich kümmern?

Wenn du aufhörst, so zu tun, als müsstest du mit allem »einfach klarkommen«, weil es »doch nicht so schlimm« sei, entsteht Raum für notwenige Selbstfürsorge. Es macht Sinn, aktivierende Termine in bewusste Regulation einzubetten – also davor und danach dein Nervensystem zu regulieren, etwa mit ganz kleinen Körperübungen. So lernt dein Nervensystem: »Ich schaffe auch herausfordernde Dinge. Ich bin sicher.«

IN DER MITTE BLEIBEN: AUCH BEI STRESS

Manche Tage sind vollgepackt mit Terminen, die Kraft kosten. Auch jetzt kannst du etwas für dich tun.

FRAGE DICH:

1. Davor

Was hilft mir, stabil zu starten?

ein paar ruhige Atemzüge
sanftes Wiegen
fester Stand, beide Füße spüren

2. Danach

Was bringt mich wieder runter?

Selbstumarmung
Summen
kurzes Schütteln

MERKE: Aktivierende Termine brauchen einen Rahmen. Ich darf mich davor vorbereiten und danach auffangen.

: kein Nice-to-have: SIE IST DIE BASIS FÜR WOHLBEFINDEN.

WAS GIBT DEINEM LEBEN STRUKTUR?

Ein Wochenplan gibt deinem Alltag ein Grundgerüst: Du erkennst, wo feste Zeiten liegen – für Aufstehen, Essen, Arbeit, Bewegung, Me-Time oder Paarzeit – und was flexibel bleibt. Nutze die Vorlage, um dir klare Inseln zu schaffen, die dich durch die Woche tragen. Trage hier die Fixpunkte ein, die jeden Tag gleich sind oder passe die Liste an deinen Alltag an:

MORGENS

Aufstehen: ______________________

Morgenroutine
(Frühstück, Getting Ready): ______________________

Fixe Abfahrts-/Startzeit
(Arbeit, Schule, Kita): ______________________

VORMITTAGS

Arbeitszeiten: ______________________

Bewegung: ______________________

SAG DI

MITTAGS

Mittagessen: __________

kurze Reset-Pause: __________

NACHMITTAGS

Arbeitszeiten: __________

Bewegung: __________

Kindertermine
(falls relevant): __________

ABENDS

Abendessen: __________

Abendroutine Kinder
(falls relevant): __________

Paarzeit/Me-Time: __________

Schlafenszeit: __________

[M]ein Leben hat mehr Struktur, als die Panik mich glauben lässt.«

Schreiben ist eine einfache, schnelle und wirksame Möglichkeit, im Kopf aufzuräumen. Gedanken, die im Kopf kreisen, sichtbar zu machen, kann Druck rausnehmen und beim Sortieren helfen. Ich lade dich ein, es auszuprobieren und dabei nicht nur zu tippen, sondern mit der Hand zu schreiben: So fließen die Worte über deinen Körper aufs Papier, du machst sie sichtbar und gewinnst gleichzeitig Abstand zu ihnen.
Ein Kalender, in den du konsequent alles notierst – Termine, To-dos, Deadlines –, kann deinem Nervensystem signalisieren: Was hier nicht steht, ist gerade nicht wichtig. Schau einfach mal, ob dir ein großes Papierformat oder ein Farbleitsystem mit Stiften und Stickern hilft, dich zurechtzufinden und mit einem Blick klar zu sehen, was Priorität hat.
Für alles Flüchtige zwischendurch sind Post-its hilfreich, damit nichts verloren geht. Und falls du nachts wach liegst, kann ein Notizheft neben dem Bett dabei helfen, die Gedanken aus dem Kopf aufs Papier zu entlassen. Schreiben ist kein Allheilmittel, aber eine stabile, jederzeit verfügbare Ressource, um im Alltag Ruhe zu finden.

SCHREIB ES RAUS

Wenn dein Kopf voll ist,
mach es dir leicht.

SO GEHT'S:

Nimm Papier und Stift.

Stell dir einen Timer auf 1 bis 3 Minuten.

Schreib alles auf, was gerade da ist:
Gedanken, Stichworte, Sorgen, To-dos.

Wenn nichts kommt, schreib:
»Ich weiß gerade nicht,
was ich schreiben soll.«

Sortiere nicht, bewerte nicht:
Es gibt kein richtig oder falsch.

Leg dann den Stift weg.

Atme einmal tief durch.

Spür kurz nach.

MERKE: Alles, was auf dem Papier steht,
musst du nicht mehr festhalten.

Das Nervensystem reagiert nicht nur auf konkrete Handlungen, sondern auch auf ungünstige Lebensbedingungen. Schlaf, Essen, Licht, Reize, soziale Kontakte – all das beeinflusst, wie sicher oder angespannt du dich fühlst. Schon kleine Anpassungen können deinem Nervensystem mehr Stabilität geben.

Dein Nervensystem findet schwer in seine Balance, wenn du es abwechselnd mit »Uppers« wie Koffein stimulierst und »Downers« wie Alkohol sedierst. Wer sich tagsüber wachpeitscht und abends mit Alkohol »runterkommt«, nimmt seinem Körper die Chance auf einen eigenen Rhythmus. Gönn ihm eine Pause von diesen Einflüssen, damit er sich einpendeln kann. Alkohol verändert den Schlaf und kann Unruhe und Erschöpfung verstärken. Mittlerweile gilt es als erwiesen, dass das »Gläschen Wein« keinerlei gesundheitliche Vorteile hat.[10]

Regelmäßige Schlafzeiten, Dunkelheit in der Nacht und Tageslicht am Morgen unterstützen deinen inneren Takt. Schon kleine Schritte wie ähnliche Zubettgehzeiten oder frische Luft nach dem Aufstehen können helfen.

Regelmäßige Energiezufuhr unterstützt deinen Körper: Zu langes Fasten kann Stresshormone aktivieren und damit Panikattacken triggern. Ein nächtliches Fenster um die zwölf Stunden (zum Beispiel von 20 bis 8 Uhr) ist völlig ausreichend, um die meisten gesundheitlichen Vorteile des Fastens zu aktivieren.[11] Koffein, Bildschirmlicht und Lärm wirken aufputschend. Weniger davon kann oft mehr Ruhe bedeuten.

Ein gesunder Darm unterstützt nicht nur die Verdauung, sondern auch dein emotionales Gleichgewicht. Über die Darm-Hirn-Achse steht er in ständigem Austausch mit dem Nervensystem. Gerät die Darmflora aus dem Gleichgewicht, kann das Stimmung, Schlaf und Regulation spürbar beeinflussen. Achte daher auf eine abwechslungsreiche Ernährung: Iss frisch, bunt und möglichst unverarbeitet. Ausreichend Wasser und genügend Eiweiß gehören dazu. Besonders ab der Perimenopause (etwa ab 35 Jahren) empfiehlt die Sportwissenschaftlerin und Physiologin Dr. Stacy Sims etwa 2 Gramm Protein pro Kilogramm Körpergewicht, um Regeneration und Stabilität zu fördern.[12]

Momente echter Verbindung geben Halt. Sie schenken Sicherheit, senken Stress und erinnern dein System daran, wie sich Ruhe und Zugehörigkeit anfühlen.

DEIN MINI-MANTRA

»Ich kann selbst gut für mich sorgen.«

ALLTAGSTRIGGER ENTLARVEN

Nimm dir einen Augenblick Zeit, Zusammenhänge zu erkennen.
Frage dich:
Wie reagiere ich?

Auf diese Dinge reagiere ich sensibel.

AKTIVIEREND

- ○ Schlafmangel/unregelmäßige Zeiten
- ○ Fasten/unregelmäßiges Essen
- ○ Koffein
- ○ Alkohol
- ○ Dauerbeschallung/Bildschirmzeit
- ○ soziale Überforderung
- ○ körperliche Erschöpfung

Dies ist eine Einladung zur Selbstbeobachtung.
Dein Nervensystem zeigt dir, was du brauchst –
wenn du lernst hinzuhören.

Diese Dinge unterstützen meine Regulation.

REGULIEREND

- ○ regelmäßige Mahlzeiten
- ○ Tageslicht am Morgen
- ○ ruhige Abende
- ○ weniger Koffein
- ○ sanfte/regelmäßige Bewegung
- ○ Nähe und Kontakt
- ○ medizinische Klarheit

Adaptogene sind Pflanzenstoffe, die den Körper dabei unterstützen können, besser mit Belastungen umzugehen. Sie wirken nicht akut, sondern entfalten ihre Wirkung meist erst über mehrere Wochen. Wichtig ist dabei die Qualität: Am besten greifst du zu standardisierten Extrakten.

Bei Schilddrüsenerkrankungen, Bluthochdruck sowie während Schwangerschaft und Stillzeit und wenn du Medikamente einnimmst, solltest du vor der Einnahme ärztliche Rücksprache halten.

Zu den am besten erforschten Adaptogenen zählt Ashwagandha. Es kann beruhigend wirken und macht manche Menschen etwas müde, weshalb es sich besonders gut für die Einnahme am Abend eignet.

Tulsi gilt als sehr mild und gut verträglich. Als Tee ist es für viele angenehm und lässt sich gut in den Alltag integrieren.

Reishi ist als Extrakt, Tee oder in Kapselform erhältlich und kann sowohl erholsamen Schlaf als auch die allgemeine Belastbarkeit unterstützen.

SANFTE HELFER AUS DER NATUR

Ashwaganda, Tulsi und Reishi
können dich zusätzlich unterstützen.

Stress
Angst
innere Unruhe
Schlafprobleme
emotionale Belastung

können sich bessern.

WICHTIG:
Hab etwas Geduld.
Die Wirkung entfaltet sich
erst mit der Zeit.

HERAUSFORDERNDE ZEITEN: Adaptogene Pflanzen begleiten dich.

1-PROZENT-HACK FÜR DEINE ZIELE

Vergiss große Vorsätze!
Echte Veränderung wird nicht durch Willenskraft möglich, sondern durch Sicherheit im System.

WENN DU FESTSTECKST, FRAGE DICH:
Welcher kleine Schritt, den ich tatsächlich umsetze, kann mich heute 1 Prozent näher an mein Ziel bringen?

SO GEHST DU VOR:
Setze täglich einen kleinen, praktischen Schritt um, der dich ohne Alarm im Nervensystem wirklich vorwärtsbringt.

Statt Steuererklärung:
Heute nur drei Belege sortieren.

Statt Haus entrümpeln:
Heute nur eine Schublade leeren.

WICHTIG:
Finde Wege, dich zu belohnen. So bleibt dein Gehirn an Bord.

»Viele kleine Schritte führen ans Ziel.«

MERKE: Viele 1-Prozent-Schritte ergeben 100 Prozent – in einem Tempo, das dein System halten kann.

In diesem Kapitel hast du erfahren, wie du im Alltag mithilfe der »3 Cs« mehr Sicherheit einladen kannst. Du hast Impulse kennengelernt, mit denen du neue, sinnvolle Routinen etablieren kannst, und weißt, wie du Ziele auch dann erreichst, wenn du das Gefühl hast, festzustecken und nicht vorwärtszukommen. Du hast nun hoffentlich eine konkrete Idee davon, wie du für mehr Vorhersehbarkeit sorgen und dich gut um deinen Körper und somit auch dein Wohlbefinden kümmern kannst. Gerade in einer Welt, in der Dauerstress für viele Alltag ist, ist es ein radikaler Akt von Selbstfürsorge, dem eigenen Nervensystem Zuwendung zu schenken. Dein Körper kann wieder zur Ruhe finden. Und du kannst ihn dabei begleiten.

KAPITEL 4

– ICH BRAUCHE HILFE! THERAPIE, MEDIKAMENTE, SELBSTHILFE

Wo ist eigentlich der Unterschied zwischen Angst und Panik? Und wie ist das mit Diagnosen, habe ich eine Störung? Ein so intensives Erlebnis wie eine Panikattacke kann eine riesige Portion Unsicherheit mit sich bringen. Deshalb findest du hier Antworten auf häufige Fragen rund um dein Erleben. Weil Klarheit Orientierung gibt.

Angst oder Panik? Auf das Nervensystem bezogen ist in beiden Fällen der Sympathikus aktiv – im Fall von Angst »ein wenig« bis moderat ... und im Fall von Panik ist er im Vollgas-Modus aktiviert!

Besonders gut greifbar wird der Unterschied, wenn du dir ein Zebra am Wasserloch vorstellst, das einen Löwen entdeckt. Das Zebra steht für das Nervensystem, der Löwe steht für die Intensität der empfundenen Gefahr.

Bei Angst ist der Löwe zwar da, steht aber etwas weiter entfernt am Rand des Bildes. Das Zebra ist aufmerksam und behält den Feind im Blick. Es ist wachsam, fokussiert und wartet ab, schätzt die Situation ein.

Trinkt das Zebra hingegen nichtsahnend an der Wasserstelle und entdeckt unvermittelt beim Aufblicken einen Löwen direkt vor sich stehen, wird das Zebra mit Stresshormonen buchstäblich überschüttet: Alles, wirklich alles, ist auf Überleben ausgelegt und das Zebra flieht, so schnell es kann. Das ist Panik.

ANGST VS. PANIK: WAS IST WAS?

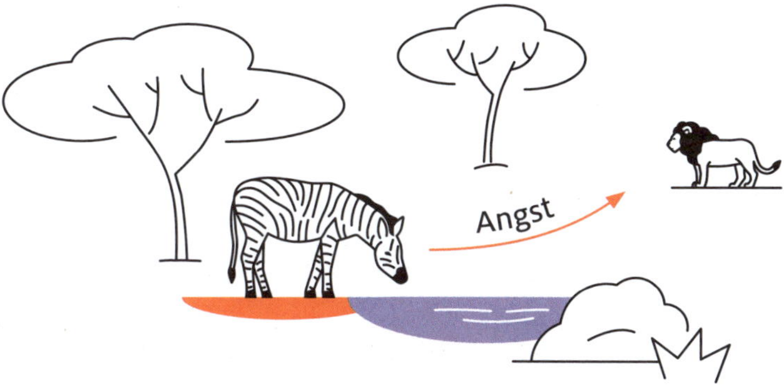

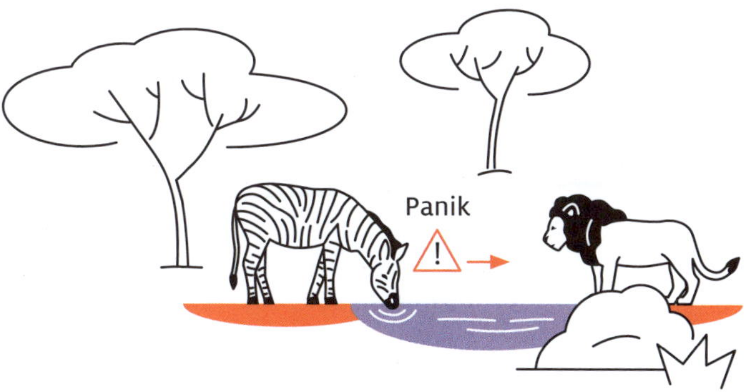

IST DAS NOCH ANGST ODER SCHON PANIK?

Angst ist nicht gleich Panik.
Frage dich:
Was erkenne ich wieder?

chronisch:
Die Aktivierung hält an.

ANGST

- entwickelt sich allmählich, meist mit erkennbarem Auslöser
- Schutzreaktion: Angst hilft, Gefahren zu erkennen.
- erhöhte Wachsamkeit, Anspannung, flachere Atmung, Unruhe, Druck oder Enge
- Minuten, Stunden, manchmal auch tagelang
- danach oft Erleichterung oder Müdigkeit

Angst oder Panik:
Welcher Modus ist
bei dir aktiv?

akut:
starke, temporäre Aktivierung

PANIK

- tritt plötzlich auf,
oft ohne erkennbaren Grund

- Überflutungsreaktion:
Das System glaubt, es geht um Leben und Tod.

- extreme Aktivierung, Herzrasen,
Atemnot, Schwindel, Zittern, Kontrollverlust, Entfremdung,
Erstickungs- oder Ohnmachtsgefühl

- wenige Minuten, die sich endlos anfühlen

- danach häufig Erschöpfung,
Verunsicherung, Angst vor der
nächsten Attacke

Was ist eine Panikstörung? Bei einer Panikstörung verfällt der Körper immer wieder plötzlich in einen Alarmmodus, ohne erkennbare äußere Gefahr. Panikattacken kommen wie aus dem Nichts, erreichen in wenigen Minuten ihren Höhepunkt und fühlen sich existenziell bedrohlich an. Viele Betroffene fürchten, sie könnten sterben, verrückt werden oder zusammenbrechen. Nach einer Attacke bleibt oft die Angst: »Was, wenn es wieder passiert?« Beginnt jemand, bestimmte Situationen oder körperliche Anstrengung zu vermeiden, weil er Angst vor der nächsten Attacke hat, spricht man von einer Panikstörung.
Was ist eine Angststörung? Bei einer Angststörung steht kein plötzlicher Anfall im Vordergrund, sondern ein dauerhaft erhöhter innerer Alarmzustand. Gedanken kreisen unaufhörlich um mögliche Gefahren, Sorgen oder »Was-wäre-wenn«-Szenarien – selbst wenn es keinen konkreten Anlass gibt. Man fühlt sich ständig angespannt, erschöpft oder unruhig. Während Panik wie ein Sturm kommt und geht, ist es bei Angst wie ein leises »Dauerrauschen«, das uns auszehrt und zermürbt.

DEIN MINI-MANTRA

»Nichts an mir ist gestört oder kaputt. Mein Nervensystem reagiert auf inneren Alarm. Und das kann ich ändern.«

Bei dir ist das vermischt und du fragst dich: Gibt es auch etwas dazwischen? Egal, wie deine Erfahrung genau aussieht und wie du Angst und Panik erlebst: Deine Erfahrung ist valide. Das ist wichtig. Hältst du dieses Buch in deinen Händen, gibt es dafür gute Gründe. In den Monaten, in denen meine Ängste am schlimmsten waren, wechselten sich Angstzustände und Panikattacken ab. Ich hatte irgendwie ständig Angst. Das waren keine Stunden, sondern oftmals tagelange Episoden, in denen ich ständig ängstlich und »nicht ganz da« war. Meine Hausärztin meinte damals: »Sie befinden sich in einer Überlastungssituation. Ihnen ist alles zu viel. Gehen Sie zu einer Psychologin. Das wird jetzt einige Monate dauern, aber Sie schaffen das. Das wird wieder.« Bis heute bin ich ihr sehr dankbar dafür. Es stimmt: Die krasseste Zeit dauerte Monate. Aber: Es wurde besser! Um den inneren Alarm nachhaltig leiser zu stellen und an einen Punkt zu kommen, an dem ich ein relativ »normales« Angstempfinden habe – das hat ein paar Jahre gedauert. Jedes Nervensystem kann sich verändern.

Du hast eine Diagnose und fragst dich: »Muss ich damit nun leben?« Nun: jein. Ja, für den Moment. Nein, nicht für immer.

Diagnosen sind so eine Sache: Für manche Menschen bedeuten sie Orientierung und Erleichterung, weil sie eine Richtung weisen können. Für andere Menschen fühlen sie sich wie ein Urteil an, dem man nicht mehr entkommen kann: »Ich habe eine Störung. Das ist so, damit muss ich leben.« Aber: Du kannst etwas tun. Es steht dir natürlich frei, deine schlimmen Symptome und deinen Zustand als ein Schicksal anzuerkennen, an dem du nichts ändern kannst.

Tu das, wenn du glaubst, dass dies für dich der richtige Weg ist. (Vermutlich wäre es die Dysregulation, die dann aus dir spricht.) Bitte wisse nur: Es muss so nicht bleiben. Du kannst so vieles bewegen und es kann dir besser gehen. Ja, vermutlich gehört deine Sensibilität zu dir, wie sie auch zu mir gehört. Du spürst viel. Aber das heißt nicht, dass du den intensiven Gefühlen und Empfindungen, die dich überschwemmen, für immer hilflos ausgeliefert bist. Erinnere dich: Jedes Nervensystem ist formbar und veränderlich. Jedes. Und ja, auch jedes Gehirn!

Du hast gehört, du seist angeblich »austherapiert« und fragst dich: Was nun? »Sie sind austherapiert« – bereits mehr als eine meiner Klient:innen hatte diesen Satz gehört, bevor sie ihren Weg zur aktiven Nervensystemregulation und mir fand und feststellte: Das war gar nicht wahr!

Ich kenne viele Fälle, in denen laut Ärzt:innen »nichts mehr geht« und man »damit nun leider leben müsse«, auf die das schlicht nicht zutraf. (Aus meiner eigenen Arbeit und aus der Literatur: Bücher von Menschen, die mit ihrer Arbeit mit dem Körper und Trauma den Weg bereiten, erzählen viele solcher Geschichten.) Das muss also nicht stimmen! Ich habe höchsten Respekt und empfinde tiefe Dankbarkeit kompetenten und engagierten Ärzt:innen, Therapeut:innen und anderen Professionist:innen gegenüber. Und zugleich ist niemand allwissend. Sie können sich irren. Und ja, auch das habe ich bereits mehr als einmal bei eigenen Klientinnen miterlebt. »Neuroplastizität« – also die Fähigkeit des Gehirns und Nervensystems, sich das ganze Leben lang zu verändern – ist kein Märchen, sondern real. Und aktive Nervensystemregulation zeigt einen Weg, sie herbeizuführen. Wir können lernen, die Sprache des Körpers zu sprechen. Er hört hin.

DEIN MINI-MANTRA

»Ich entscheide. Mein Weg liegt in meinen Händen. Ich kann bewegen und verändern. **Ich gebe die Richtung vor.**«

BRAUCHE ICH THERAPIE?

Hier sind fünf Anzeichen, die darauf hindeuten können, dass eine Begleitung eine gute Idee wäre – das gilt schon, wenn nur ein einziger Punkt auf deine Situation zutrifft.[13]

1 **Du spürst Schmerz,** vielleicht in Form von Angst, Traurigkeit, Anspannung oder innerer Leere. Und das passiert oft.

2 **Du kommst im Alltag kaum mehr klar.** Deine innere Anspannung wirkt sich auf deine Arbeit oder Beziehungen aus. Du fühlst dich schnell überfordert, reagierst stark auf Kleinigkeiten und hast das Gefühl, deine Kräfte reichen nicht mehr.

3 **Du gibst dein Bestes und es wird trotzdem schlimmer.** Du versuchst alles, um dich besser zu fühlen, aber nichts hilft. Schlaf, Stimmung, Energie ... alles scheint bergab zu gehen.

4

Jemand, dem du vertraust, spricht es an. Menschen, die dich gut kennen, sehen manchmal klarer, wie es dir wirklich geht. Wenn sie dir raten, Hilfe anzunehmen, lohnt es sich hinzuhören. Wichtig ist jedoch, dass du Therapie primär »für dich« startest – damit es dir besser gehen kann und das dann positive Kreise zieht, die auch deine Liebsten erreichen dürfen.

5

Ein Teil von dir merkt: Ich komme so nicht weiter. Der Schritt in die Therapie fühlt sich selten eindeutig an. Ein Teil will, ein anderer zögert. Doch sobald du spürst, dass in dir etwas bereit ist hinzuschauen, verändert sich etwas. Schon bevor du den ersten Termin machst.

Ich lade dich ein, die Sache nicht zu zerdenken, sondern auszuprobieren. Es kann ein sehr schönes Gefühl sein, begleitet zu werden. Wenn da jemand ist, bei dem alles sein darf. Jemand, dessen gute Regulation du dir »ausleihen« kannst. Gelingende Co-Regulation ist notwendig für unser Wohlergehen, kraftvoll und tut so gut!

Achte auf eine nervensystem- und traumainformierte Begleitung, die ein »Zustandsbewusstsein« hat – also Dysregulation in Klient:innen erkennt – und weiß, dass man Teile von dem, was uns geprägt hat, nicht mit Worten erreichen kann.

Außerdem wird eine gute Therapeut:in deine Grenzen wahren und auch selbst durch klare persönliche Grenzen für Orientierung und einen passenden Rahmen sorgen. Ein therapeutisches Verhältnis ist keine freundschaftliche Beziehung und das ist in Ordnung und wünschenswert.

Therapie soll ein sicherer Raum sein und kein Ort, an dem du dich anpassen musst, um dich sicher zu fühlen. Wenn du nach einer Sitzung regelmäßig belasteter bist als davor, lohnt es sich, ganz genau hinzusehen.

GUTE THERAPIE ERKENNEN

1 — Du fühlst dich sicher und ernst genommen.

2 — Dein Körper und seine Signale werden mit einbezogen.

3 — Du bestimmst das Tempo und wirst nicht gedrängt.

4 — Die Therapeut:in ist emotional verfügbar, präsent und zugewandt.

5 — Du fühlst dich insgesamt gesehen, ohne Bewertung.

KOPF ODER KÖRPER – WO FANGE ICH AN?

Top-down:
»Ich verstehe, was passiert.«

TOP DOWN

Der Ansatz: »Vom Kopf zum Körper« – über Einsicht und Verstehen Veränderung bewirken.

Die Methode: Gedanken und Verhalten analysieren, neu bewerten und ändern.

Das Ziel: Die eigene Geschichte verstehen und hilfreiche Strategien für den Alltag entwickeln.

Das Problem: Prägende Erfahrungen können über Sprache und Bewusstsein nicht erreicht werden. Man kann sich aus einem überreizten Nervensystem nicht »herausdenken«.

Du musst dich nicht entscheiden:
Die Kombination beider Ansätze wirkt auf allen Ebenen. Je mehr du probierst, desto mehr lernst du über dich selbst.

Bottom-up:

»Ich spüre, dass ich sicher bin.«

BOTTOM UP

Der Ansatz: »Vom Körper zum Kopf« – Veränderung durch körperlich gespürte Erfahrung bewirken.

Die Methode: Die Sprache des Körpers (Empfindungen, Impulse) nutzen, um den Zustand des Nervensystems zu beeinflussen.

Das Ziel: Die Selbstregulation wiederherstellen, damit das logische Gehirn überhaupt online gehen kann.

Das Problem: Körperliche Prozesse sind teils schwer in Worte zu fassen, was den Verstand (der alles erklären will) anfangs verunsichern kann.

Kognitive Verhaltenstherapie ist bestens erforscht, strukturiert und hilft, Angstkreisläufe zu verstehen und schrittweise zu durchbrechen. Sie vermittelt Werkzeuge, um Bewertungen, Vermeidungsverhalten und Katastrophengedanken bewusst wahrzunehmen und zu verändern. Besonders in stabilen Phasen, wenn jemand ausreichend reguliert ist, um kognitiv zu arbeiten, ist sie ein ideales Instrument. (Der Zugang zum »Denken« muss vorhanden sein, was bei starker Dysregulation erschwert oder nicht mehr der Fall ist.) Insgesamt stärkt kognitive Verhaltenstherapie die mentale Selbstwirksamkeit: das Gefühl, Einfluss auf das eigene Erleben zu haben.

Somatic Experiencing ist das am besten erforschte und bekannteste körperorientierte Verfahren zur Regulation des Nervensystems. Die Methode arbeitet direkt mit Körperempfindungen, Spannung, Orientierung und Energiefluss. Also damit, wo und wie Angst im Körper entsteht. Zusammengefasst stärkt Somatic Experiencing die körperliche Selbstregulation, also die Fähigkeit, sich von innen heraus sicher zu fühlen.
Es gibt mittlerweile viele weitere Therapieformen neben der KVT und dem Somatic Experiencing, die man ausprobieren kann, zum Beispiel ACT (Akzeptanz- und Commitment-

Therapie), EMDR (Eye Movement Desensitization and Reprocessing), Sensorimotor Psychotherapy, traumasensibles Yoga, verschiedene Achtsamkeitstechniken, Atemarbeit, Embodiment … Probiere aus, was dich interessiert. So wird dein Werkzeugkoffer immer weiter bestückt. Einfache, körperorientierte Techniken, die du selbst anwenden kannst, findest du bei meinen Angeboten, wo ich Wissen mit Spüren kombiniere.

Vielleicht fragst du dich, ob du Medikamente brauchst. Es gibt viele Wege ohne sie, doch manchmal sind sie nötig, um Stabilität für weitere Schritte zu gewinnen. Zum Glück gibt es diese Möglichkeit, wenn wir sie brauchen. Eines ist wichtig zu wissen: Medikamente können dabei helfen, in das eigene »Stresstoleranzfenster« (siehe S. 19) zurückzufinden, aber sie erweitern es nicht. Es ist ein bisschen so, als würde man einen Eimer unter eine undichte Stelle im Dach stellen, ohne den Riss zu reparieren: Der Boden ist trocken, aber die Ursache bleibt bestehen.

WANN ZUM ARZT?

Panik fühlt sich gefährlich an,
ist es aber nicht!

1. Kenne ich das schon?
Frage dich: Ist das ein vertrautes Gefühl, das ich von früheren Panikattacken kenne? Weiß ich, dass es meist nach Minuten wieder abklingt?

JA

Bleib bei deinen Tools
Bediene dich deines Potpourris an Möglichkeiten, mit der Panik und ihren zum Teil sehr intensiven Symptomen umzugehen. Sie sind heftig – und du schaffst das.

NEIN

2. Sind die Empfindungen neu, stark oder anders?
Achte z. B. auf folgende Warnzeichen: starke Schmerzen in Brust, Arm, Kiefer, Bauch oder Rücken; Atemnot mit Engegefühl, pfeifendem Atem oder Blaufärbung der Lippen; Bewusstseinsverlust, Ohnmacht, Sehstörungen, Sprachstörungen, einseitige Lähmungserscheinungen oder Taubheit; Herzrhythmus sehr unregelmäßig oder anhaltend über 120/min; Fieber, Schwäche, Orientierungslosigkeit.

JA

Trifft etwas davon zu, **ruf die Rettung oder den Notarzt.** Selbst wenn es sich später als Panik herausstellt, war die Abklärung richtig und wichtig.

NEIN

Symptome, **die du nicht kennst** oder die sich anders anfühlen als sonst, **verdienen eine Abklärung.** Auch wenn sie nicht in der Aufzählung links vorkommen! Sobald du unsicher bist, ist eine Abklärung eine gute Idee, damit du wieder sicher sein kannst.

Medikamente können Symptome lindern, doch die zugrunde liegende Dysregulation bleibt unberührt. Sobald du stabil genug bist, darfst du dich deinem Nervensystem zuwenden und mehr innere Sicherheit etablieren. Es ist nachhaltiger an der Ursache zu arbeiten und positive Veränderungen im Körper und in der Psyche anzustoßen, statt einfach ein »Pflaster« aufzukleben – auch wenn das im Akutfall super ist.

Eine erste Anlaufstelle kann die Hausärzt:in sein, mit der du besprichst, welche Form der Unterstützung für dich im Moment passt und ob Medikamente notwendig sind. Starke Angst und Panik fühlen sich oft körperlich bedrohlich an: Herzrasen, Enge, Schwindel, Atemnot. Auch wenn du weißt, dass es Symptome der Dysregulation sein können, gilt: Sicherheit kommt immer zuerst. Zu einer Ärzt:in zu gehen oder telefonisch Hilfe zu holen, ist nichts, wofür man sich schämen sollte. Es kann Sicherheit geben und die ist die notwendige Basis für Regulation.

Medizinisch gelten Panikattacken als nicht gefährlich, auch wenn sie sich lebensbedrohlich anfühlen können. Sie sind eine physiologische Stressreaktion des autonomen Nervensystems und keine akute Erkrankung.[14] Wenn abgeklärt wurde, dass keine behandlungsbedürftige Erkrankung mit ähnlichen Symptomen

DEIN MINI-MANTRA

»Ich darf um Hilfe bitten. Mir wird geholfen, wenn ich Hilfe brauche. **Ich darf Hilfe annehmen.**«

vorliegt, ist Panik zwar heftig, aber ungefährlich. Und das ist sie in den allerallermeisten Fällen. Du erlebst einen aktiven inneren Alarm und befindest dich nicht in Lebensgefahr. Auch wenn es sich so anfühlt.

In diesem Kapitel hast du erfahren, wie du Angst und Panik einordnen kannst, ob und von wem du dich auf deinem Weg begleiten lassen möchtest und verschiedene Therapieansätze kennengelernt. Der Weg aus der Angst führt über Verstehen, Hinwenden und neues, mutiges Handeln – in kleinen, überschaubaren Schritten. Mit den richtigen therapeutischen Ansätzen und unterstützenden Strategien kann die Angst leiser werden. So wird das, was unüberwindbar erscheint, vielleicht zu etwas, das dein Leben sogar bereichern kann. Auch wenn es meist erst im Nachhinein erkennbar wird und du es dir im Heute noch nicht vorstellen kannst: Deine Angst ist für dich. Immer.

KAPITEL 5

WAS SAGE ICH DEN ANDEREN? UMGANG MIT ANGST UND PANIK

Über Angst und Panik zu sprechen, fällt vielen Menschen schwer. Manchmal fehlen die richtigen Worte, manchmal sind Zeitpunkt und Gelegenheit unpassend. Manchmal fehlt das richtige Gegenüber. Intensive Emotionen gelten noch immer als Tabu.

Nicht jede Erfahrung muss geteilt werden, aber ein Gespräch kann verbinden und guttun. Menschen sind nicht dafür gemacht, mit allem allein zurechtzukommen. Trotzdem entscheidest natürlich du darüber, was du erzählst – und wem.

Es kann hilfreich sein zu überlegen, welche Menschen im eigenen Umfeld als Gesprächspartner infrage kommen. Wie würden sie reagieren? Was könnte ein solches Gespräch erleichtern oder verändern? Diese Überlegungen können Klarheit schaffen.

Solltest du keine »sicheren« Menschen in deinem Umfeld haben, kann professionelle Begleitung sinnvoll sein, zumindest so lange, bis du ein tragfähiges Netz hast, das dir Halt gibt.

DEIN MINI-MANTRA

»Ich entscheide, wem ich mich anvertraue.
Ich darf Grenzen haben und diese leben.
Ich spreche mit sicheren Menschen.
Mein Körper spürt, wer mir guttut.«

WER TUT MIR GUT?

Möchtest du mehr Klarheit darüber,
welche Menschen dein Körper als »sicher« einstuft?

SPÜR NACH BEGEGNUNGEN NACH:

Wer raubt Energie oder
macht dich ganz »hibbelig«?

Diese Menschen stressen
dein Nervensystem und sind für dich eher

»unsicher«.

Mit wem fühlst du dich
ruhiger, klarer, mehr »da«?

Das sind deine

»Co-Regulations-
menschen«.

Manchmal kommt es auf die Tagesverfassung an.
Auch mit Menschen, die unser Nervensystem
als »sicher« erkennt, kann es mal Stress geben.
Das kannst du miteinbeziehen, um zu
einem stimmigen Ergebnis zu kommen.

REDEN ODER BESSER SCHWEIGEN?

Soll ich ansprechen, dass ich Panikattacken habe? Es kommt darauf an:

WIE FÜHLT SICH DER GEDANKE AN, ES ZU ERZÄHLEN?

Prüfe, wie dein Körper reagiert. (Es kann sein, dass ein Unwohlsein entsteht, weil du Angst davor hast, darüber zu sprechen. Das heißt nicht automatisch, dass die Person die falsche ist.)

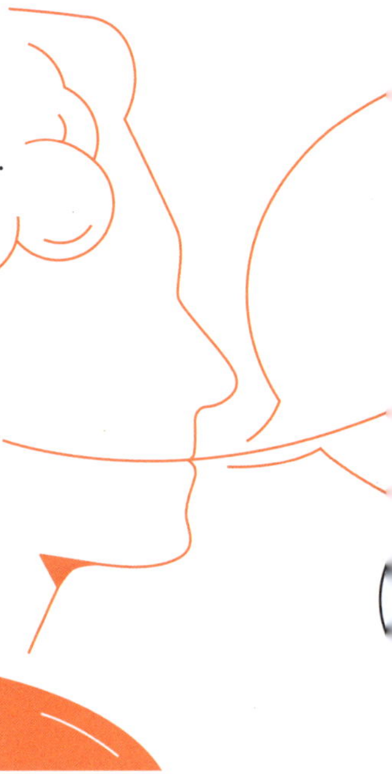

BIN ICH GUT GENUG REGULIERT, UM DARÜBER ZU SPRECHEN?

Wenn du dich gerade sehr angespannt fühlst, kann es besser sein zu warten. Oder es ist dir wichtiger, Unterstützung direkt in der Angstepisode oder Panikattacke zu bekommen. Dann kann der Akutleitfaden auf Seite 124 helfen.

WAS WÜNSCHT DU DIR VOM GESPRÄCH?
Es ist gut, dein Ziel klar zu haben. Verständnis, Nähe oder Entlastung? Oder möchtest du dich erklären, um Missverständnisse zu vermeiden?

WIE VIEL MÖCHTEST DU TEILEN?
Du musst nicht alles sofort erzählen. Vielleicht fühlt es sich besser an für dich, jemanden an deine Erfahrung heranzuführen, etwa mit Sätzen wie:

»Ich hatte in letzter Zeit starke Körperreaktionen auf Stress.«

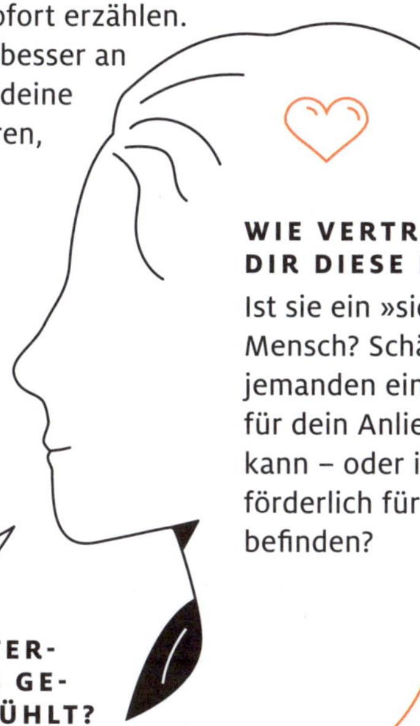

WIE VERTRAUT IST DIR DIESE PERSON?
Ist sie ein »sicherer« Mensch? Schätzt du sie als jemanden ein, der Raum für dein Anliegen machen kann – oder ist sie nicht förderlich für dein Wohlbefinden?

KANN ICH MICH UNTERSTÜTZEN, FALLS DAS GESPRÄCH MICH AUFWÜHLT?
Ein einfacher Plan, den du dir vorab zurechtlegst, kann helfen: eine Atemübung, ein Spaziergang oder eine Person, die du danach kontaktieren kannst.

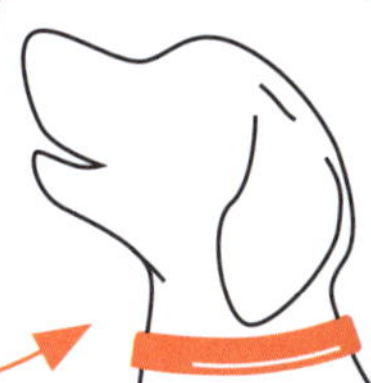

Auch wenn du nicht über die Panik sprechen möchtest, ist das vollkommen in Ordnung. Bereite dich darauf vor, wie du mit akuten Situationen umgehen möchtest. Sollte zum Beispiel während eines Termins Panik aufflammen, kann es helfen, ein paar Sätze parat zu haben. Kurze, klare Sätze entlasten – mit oder ohne Erklärung für deine aktuelle Verfassung. Mach dir Auswege bereit: Wasser holen. Frische Luft. Toilette.

Du schuldest niemandem eine Erklärung und kannst sagen, was immer du möchtest. Ausreden sind in Ordnung, wenn sie dir helfen. Ein vereinbartes Zeichen mit einer vertrauten Person – ein Wort, ein Emoji, ein Handzeichen, ein Blick – kann direkt im Moment helfen und Verbindung mit einem sicheren Menschen bringen, wenn auch Personen dabei sind, die nichts mitbekommen sollen.

Auf Nachfragen wie »Alles okay?« oder »Wie geht's dir? Du siehst aber schlecht aus!« kannst du ausweichend reagieren, wenn du das möchtest: »Ich spreche lieber ein andermal drüber«, »Danke, ich brauche gerade Ruhe.« Du darfst schweigen. Es geht nur um dich und darum, was für dich in diesem Moment gut und unterstützend ist.

Bereite dich vor, das schafft Handlungsspielraum und du entscheidest selbst, wie sichtbar du sein möchtest.

SÄTZE FÜR DEN NOTFALL

Wenn während eines Termins Panik aufkommt, können diese Notfallsätze dich schützen und dir helfen, dich ohne Erklärung aus der Situation zu lösen.

WÄHLE IM VORFELD ZWEI BIS DREI SÄTZE AUS:

»Ich brauche einen Moment für mich.«

»Ich brauche eine kurze Pause.«

»Ich bin gerade überreizt.
Ich gehe kurz raus, um mich zu sortieren.«

»Ich muss auf die Toilette.«

»Mein Körper ist im Alarmmodus,
ich reguliere mich kurz und bin dann wieder verfügbar.«

»Mein Körper fährt hoch. Ich hol mir kurz Wasser.«

MERKE:

Du darfst gehen.
Du darfst schweigen.
Du musst nichts erklären.

Es geht nicht darum, verstanden zu werden, sondern darum, gut für dich zu sorgen.

rm von Eigenverantwortung ist SELBSTFÜRSORGE.

Darf ein Kind wissen, dass ein Elternteil Panikattacken hat? Ja. Für Kinder ist es wichtig zu wissen, was los ist. Wird etwas Wesentliches verschwiegen, fehlt ihnen der Zusammenhang und damit auch Sicherheit. Entscheidend ist, altersgerecht und verständlich zu erklären, was passiert, ohne das Kind in Verantwortung zu bringen. Es ist nicht die Aufgabe von Kindern, zu beruhigen, zu helfen oder zu tragen.

In der Panik fehlen oft die Worte. Deshalb ist es sinnvoll, in einem ruhigen Moment zu erklären, dass das Nervensystem manchmal Alarm meldet, obwohl alles gut ist. Wir helfen dem Körper dann mit »komischen« Sachen wie Abklopfen oder Schütteln – das sieht vielleicht seltsam aus, aber das ist okay. Besprechen wir so unkompliziert, was passiert, gibt das Kindern Orientierung. Dann reicht im Alltag oft ein kurzer Satz: »Mein Körper ist wieder im Alarm, ich brauche einen Moment.«

Es kann hilfreich sein, mit Kindern über ihre eigenen Angsterfahrungen zu sprechen: Wann fühlen sie sich unsicher? Wie zeigt sich Angst bei ihnen? Wichtig ist die Botschaft, dass starke Gefühle dazugehören – und dass man lernen kann, mit ihnen umzugehen.

MIT KINDERN ÜBER PANIK SPRECHEN

1. Benenne, was passiert, ohne zu dramatisieren.
2. Vermittle Sicherheit, indem du zeigst, dass du dir selbst helfen kannst.
3. Entlaste dein Kind. Es ist für dein Befinden nicht verantwortlich.
4. Mach Angst verständlich, indem du sie als körperlichen Alarm erklärst.
5. Lebe Selbstregulation vor, so kann dein Kind durch Beobachten lernen.

AKUTLEITFADEN

Es kann schwer sein, Angehörige oder Freunde durch die Panik zu begleiten. Finde heraus, wie du Sicherheit spenden und jemanden in Panik begleiten kannst.

1

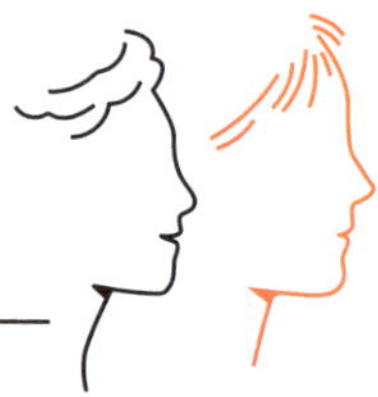

ZUSTAND CHECKEN

Je ruhiger du bleibst, desto eher kann Co-Regulation gelingen. Auch du kannst die Akut-Tools in diesem Buch für dich nutzen.

2

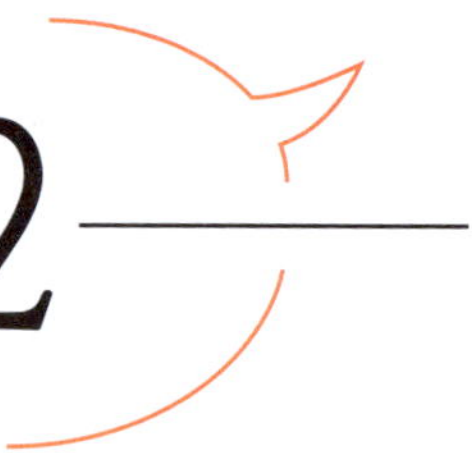

RAUM GEBEN

Versuche nicht, die Panik wegzumachen. Sätze wie »Beruhig dich«, »Es gibt keinen Grund für deine Reaktion« helfen nicht. Ein zugewandtes »Ich bin hier« schon eher.

3

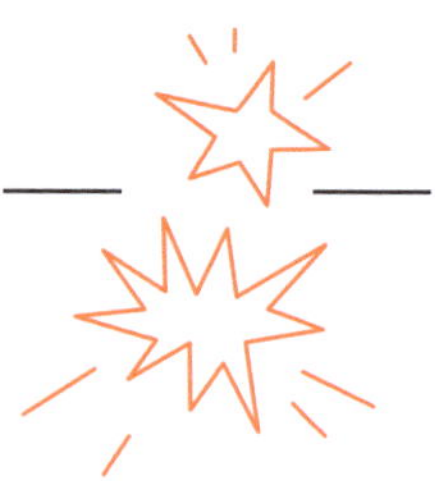

REIZE REDUZIEREN

Es kann helfen, Reize zu reduzieren und z. B. Radio und Fernseher abzuschalten. Hintergrundgeräusche, Blinken oder grelles Licht können Panik verstärken.

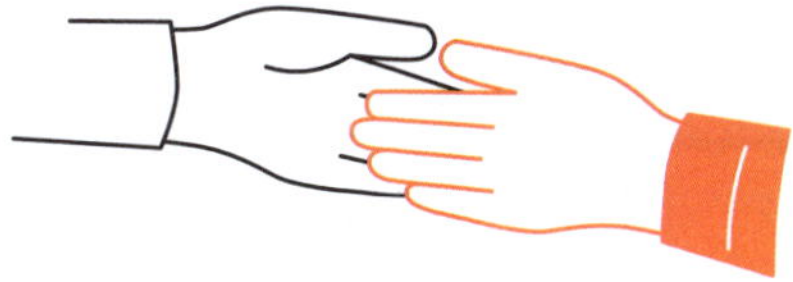

4

NÄHE ANBIETEN

Nähe ist nur okay, wenn der Mensch mit Panik sie möchte. Frage z. B.: »Willst du, dass ich hierbleibe?«, »Darf ich deine Hand halten?« Respektiere jedes Nein.

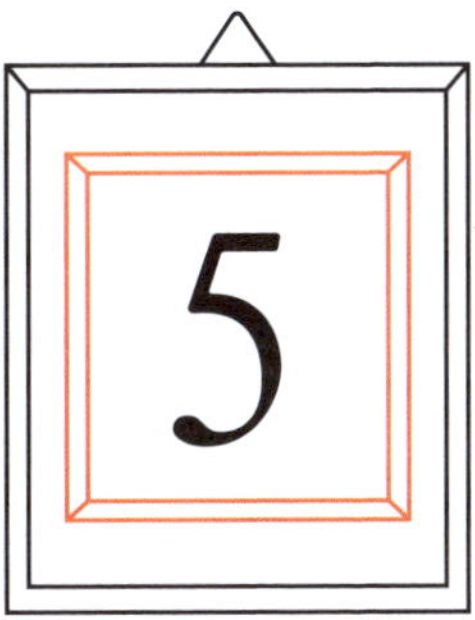

REFRAME UNTERSTÜZTEN

Hilf dabei, Katastrophenszenarien in Relation zu setzen, z. B.: »Ich glaub, ich sterbe. Mein Herz!« – »Das macht dir Angst. Bei der letzten Panikattacke war es auch so, oder? Du warst beim Arzt und hast es checken lassen.«

6

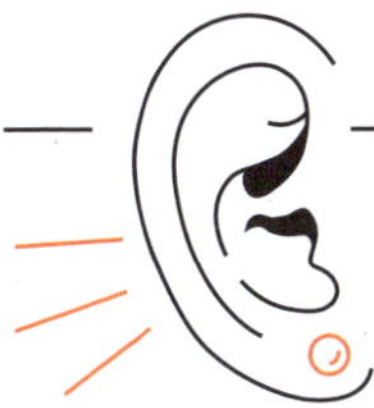

NO DRAMA, BABY

Nach dem Abklingen kann es helfen, jemanden zu haben, der einfach lauscht – ohne etwas reparieren zu wollen. Viel zu selten gibt es Menschen, die uns zuhören und das Gehörte »sein« lassen. Vermittle: »Ja, das war intensiv, du bist okay, ich bin immer noch hier.«

Angst und Panik können sich einsam anfüh
len. Dieses Kapitel hat dir gezeigt, dass du Ge-
staltungsspielraum hast: Du entscheidest,
wem du dich anvertraust, in welchem Maß
und zu welchem Zeitpunkt. Du hast Möglich-
keiten, deine Bedürfnisse auszudrücken,
Grenzen zu setzen und Menschen auszuwäh-
len, die dein Körper als sicher erkennt.

Echte, sichere Unterstützung trägt mit, nimmt
an und lässt sein. Sie will nicht verändern
oder reparieren, sondern ist präsent, sieht
dich und geht mit dir auch durch intensive
Phasen.

Es ist wertvoll, diesen Weg nicht allein zu ge-
hen. Jeder sichere Mensch in deinem Umfeld,
ob im privaten Kreis oder auch professionelle
Begleitung, kann dein »Sicherheitsnetz« stär-
ken. Und gleichzeitig stärkst du dich selbst,
indem du lernst, deine Grenzen zu spüren,
deine Worte zu finden und deine Regulation
ernst zu nehmen. Angst und Panik verlieren
zunehmend an Macht, wenn sie in Beziehung
gebracht werden: in dir, mit anderen, in klei-
nen Schritten.

»WENN DU DICH BEWEGST, BEWEGT SICH ALLES.«

Jeannine Mik

KAPITEL 6

SOMATISCHE MINUTEN-ÜBUNGEN: FÜR EIN LEBEN IN VERBINDUNG

In diesem Kapitel kannst du deinen somatischen Werkzeuggürtel weiter mit simplen, einfach anzuwendenden Übungen füllen, die wenig Zeit in Anspruch nehmen und zugleich ganz easy in deinen Alltag integriert werden können. Wenn du möchtest, probiere nach und nach aus, was dir guttut.

Woran du merkst, dass diese unaufgeregten somatischen Übungen wirken? Konzentriere dich auf subtile Veränderungen in deiner Wahrnehmung:

Spürst du während oder nach der Übung vielleicht ein Kribbeln, ein Durchatmen, mehr Speichel im Mund oder einen unwillkürlichen Seufzer? Oder irgendwo im Körper mehr Raum? Ein schwer zu beschreibendes Gefühl von Aktivierung? Das bewusstere Wahrnehmen eines Körperteils? Ein Magenknurren oder auch ein Furzen?

Das meine ich ernst: Eine bessere Regulation bedeutet auch besser arbeitende Verdauungsorgane. Solange der Überlebensmodus aktiv ist, stoppen diese ihre Arbeit oder führen sie nicht optimal aus. Deshalb haben so viele Menschen, die selten oder nie »in Regulation« sind, Verdauungsprobleme. Darm und Co. sind wichtige Marker für unser emotionales und mentales Wohlergehen. Der Zustand unseres Nervensystems wirkt sich auch auf unsere körperliche Gesundheit aus.

DEINE MINI-CHECKLISTE

Das spüre ich während oder nach der Übung:

- O Kribbeln in Armen und Beinen
- O mehr Speichel im Mund, Weite in der Brust
- O **Seufzen, Stöhnen oder Gähnen**

Du siehst, es sind Nuancen. Ein vorsichtiges, neugieriges und erwartungsfreies Hinspüren. Erwarte keine großen Wow-Momente, wenn wir spüren, was die somatischen Minutenübungen in unserem Körper bewegen. Große Veränderungen in der Wahrnehmung klingen vielleicht sexy und vielversprechend, aber was du wirklich brauchst, ist weniger, langsamer, achtsamer. Dem darf man sich bewusst öffnen, denn das kann extrem herausfordernd sein! Suggeriert die Gesellschaft uns doch permanent und auf tausenden Kanälen, dass höher, schneller, weiter angeblich viel besser ist und dass nur das zählt, was groß und herausragend ist. Das stimmt nicht. Das macht uns kaputt.
Für das Nervensystem gilt: Nur was wirklich gehalten werden kann und nicht überfordert, wird nachhaltig integriert. Deshalb finden wir wahre Veränderung in Feinheiten und Nuancen und nicht im nächsten fancy »Shift«. Du willst wirklich etwas für dich bewegen? Dann geh in dem Tempo, das dein Nervensystem mitgehen kann.

POWER-POSE TADASANA

60 Sekunden: STABILITÄT BEGINNT I

Stehe aufrecht, die Füße etwa schulterbreit.
Verankere die Zehen entspannt im Boden.
Aktiviere die Innenseiten der Oberschenkel.

Halte dein Becken neutral. Hebe deinen Nabel leicht nach innen oben. Richte deine Wirbelsäule auf, spüre, wie dich ein Faden vom Scheitel aus sanft »nach oben« zieht.

Rolle die Schultern nach hinten unten, hebe sanft deine Brust. Drehe die Handflächen leicht nach vorne und aktiviere die Finger, indem du sie sanft spreizt.

Dein Blick ist weich, geradeaus oder leicht gesenkt.
Lass deinen Atem fließen.

NIMM DEINEN KÖRPER IN SEINER AUFRICHTUNG WAHR.

Fühle Erdung und Präsenz.

ÖRPER.

Der innere Zustand eines Menschen beeinflusst seine Körperhaltung: Bei Traurigkeit sinken die Schultern, bei Angst zieht sich der Körper zusammen und macht sich klein. Wut zeigt sich in Anspannung und geballten Fäusten. Freude geht mit Offenheit und Aufrichtung einher. Umgekehrt können wir aber auch durch das Einnehmen von sogenannten Power-Posen – wie der Berghaltung aus dem Yoga – beeinflussen, wie wir uns fühlen. Eine aufrechte, stabile Haltung vermittelt dem Nervensystem: »Ich bin da. Ich bin präsent. Ich kann das.«

Wenn Ängste aufkeimen oder du körperlich unangenehme Empfindungen wahrnimmst, auch bei Schmerzen, unterbricht ein liebevolles Zuwenden den Teufelskreis. Oft machen wir es uns unbewusst schwerer, zum Beispiel weil wir uns verurteilen oder innerlich Druck aufbauen – das verstärkt den Stress im Nervensystem aber nur.
Sprechen wir stattdessen sanft und wohlwollend mit uns selbst, senden wir Signale von Sicherheit und unterstützen unsere Regulation. Mit jedem Mal lernt dein Körper eine neue Geschichte: weg von der Ablehnung, hin zum Sehen, Wahrnehmen und Seinlassen.

FESTER BODEN UNTER DIR

Barfuß die Erde unter dir zu spüren, kann dein Nervensystem beruhigen, Stress abbauen und dir ein Gefühl von Präsenz geben.

1 — Geh barfuß nach draußen, wenn möglich.

2 — Richte deine Aufmerksamkeit in deine Füße: Spüre jeden Zeh, den Fußballen, die Ferse, den Knöchel ...

3 — Nimm das Gewicht deiner Füße wahr und alle Empfindungen, die dort gerade präsent sind.

4 — Spüre, wie deine Füße mit dem Boden verbunden sind. Wenn es dir guttut, stell dir vor, du nimmst die Stabilität des Bodens in dich auf.

Praktiziere regelmäßig die Verbindung zur Erde. Vielleicht gehört das bewusste Spüren der Erde unter deinen Füßen bald zu deinen täglichen Routinen, die dich stärken und dir Kraft geben? Geh barfuß nach draußen oder lege dich auf den Boden – sei es Gras, Erde oder Sand. Idealerweise für etwa 20 Minuten, wobei du natürlich selbst entscheidest, was dir wie lange guttut.

Du denkst vielleicht: »Wie jetzt, raus gehen und im Gras barfuß rumlaufen? Habe ich doch schon tausendmal gemacht.« – Ja, gut, wenn du das tust. Viele Menschen machen das kaum oder nie. Und wenn doch, dann achten sie nicht bewusst darauf, wie sich das Gras auf ihrer Haut anfühlt, wie sie den Boden wahrnehmen. Sie sind nicht präsent mit der körperlichen Erfahrung, die ihnen der Moment beschert. Genau das macht aber den Unterschied. Was nehme ich sinnlich wahr? Wie ist der Untergrund beschaffen? Was rieche ich, was sehe ich?

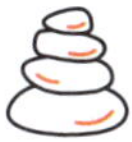

DEIN MINI-MANTRA

»Ich stehe stabil auf dem Boden. **Die Erde trägt mich.**«

LASS DICH TRAGEN

60 SEKUNDEN: Gehalten werden wie

Lege dich auf den Boden, setze dich bequem auf einen Stuhl oder auf die Couch. Lehne dich an.

Richte deine Aufmerksamkeit neugierig auf die Textur, die Temperatur und die Beschaffenheit der Unterlage unter dir.

Mach dir bewusst, wie es sich anfühlt, wenn dein Körpergewicht vollständig, zuverlässig und sicher gehalten wird. Du musst nichts anspannen, nichts halten, nichts tun.

Du wirst gehalten und getragen.

Erlaube dir, ein wenig schwerer zu werden, während du dich und deinen ganzen Körper in die unterstützende Oberfläche sinken lässt.

Bleibe, so lange dies für dich angenehm ist. Wenn du bereit bist, komm mit deiner Aufmerksamkeit wieder mehr ins Außen. Vielleicht möchtest du seufzen, gähnen oder dich strecken.

nd.

Sich vollständig in eine Unterlage sinken zu lassen, kann das Nervensystem spürbar entlasten. Große, gleichmäßige Auflageflächen und sanfter Druck wirken auf die Wahrnehmung und auf den Körper insgesamt beruhigend und vermitteln ein Gefühl von Stabilität. Der Muskeltonus darf kurzzeitig sinken, weil nichts gehalten werden muss. Das kann den Vagusnerv, unseren Ruhenerv, ansprechen und dem Körper auf diese Weise signalisieren: »Hier ist es sicher genug.«

Manche Menschen spüren in dieser Übung zunächst innere Unruhe. Auch das ist normal. Geh nur so weit, wie es sich für dich gut anfühlt, und gib deinem Körper Zeit, sich an dieses Gefühl von »getragen werden« zu gewöhnen. Empfindest du es als zu beunruhigend, kannst du dich selbst dabei unterstützen, diese Empfindungen auszugleichen. Bewegung kann dabei helfen, überschüssige Energie und Spannung abzubauen.

DEIN MINI-MANTRA

»Ich bin in Sicherheit. **Hier ist es sicher genug.**«

ZEIT FÜR ENTSPANNUNG

Lege dich auf den Rücken neben eine freie Wand.

Rücke deinen Po nah an die Wand heran und strecke die Beine nach oben so weit aus, wie es angenehm ist.

Lege eine Hand auf deinen Bauch und die andere auf deine Brust, wenn das heute angenehm ist. Lade deinen Atem ein, langsam und gleichmäßig zu werden. Möchte er das nicht, übe keinen Druck aus.

Spüre, wie sich dein Bauch beim Einatmen sanft hebt und sich beim Ausatmen wieder Richtung Wirbelsäule senkt.

Bleibe in dieser Position 1 Minute oder länger, je nachdem, wie es sich stimmig anfühlt.

Nimm dir Zeit beim Aufstehen. Strecke, dehne oder schüttle dich sanft.

WENN DU MAGST, SAG DIR:

Ich darf loslassen.

ochlegen, sinken, wahrnehmen, ankommen.

Die Beine an der Wand hochzulegen ist eine klassische Übung aus dem Yoga. Sie wirkt regulierend auf das Nervensystem, ist sehr sanft zum Körper und deswegen in fast jeder Lebenslage gut geeignet.

Diese Übung kann bei Kreislaufproblemen unterstützen, den Blutdruck senken und den Herzschlag ruhiger werden lassen. Das Blut fließt leichter zurück Richtung Herz. Durch den veränderten Druck im Bauchraum kann das Zwerchfell freier arbeiten, wodurch das Atmen leichter fällt. Der Parasympathikus wird aktiv und sorgt für Entspannung. Gleichzeitig müssen die Beinmuskeln einmal »nichts halten«. Diese Entlastung kann ein Gefühl von Sicherheit vermitteln.

Es gibt aber auch Menschen, die in dieser Position zunächst sogar mehr Unruhe spüren. Falls bei dir Unbehagen entsteht, kann ein Kissen unter dem Becken helfen oder du beugst die Beine leicht. Wichtig ist, nichts zu erzwingen. Du darfst entscheiden, was sich gerade gut anfühlt.

GELENKE LOCKERN SPANNUNG ABBAUUEN

STEHE, SITZE ODER LIEGE BEQUEM UND STABIL:

Drehe sanft deinen Nacken.

Rolle deine Schultern.

Beuge und strecke die Ellbogen.

Kreise die Handgelenke erst in eine Richtung, dann in die andere.

Strecke die Finger und balle sie zu Fäusten.

Mache Kreise mit deinem Oberkörper.

NIMM EINE ANGENEHME POSITION EIN:

Beuge und strecke die Knie.

Kreise die Fußgelenke erst in eine Richtung, dann in die andere.

Spreize die Zehen und ziehe sie dann zusammen.

Wiederhole jeden Schritt fünfmal.

BEOBACHTE:

Hat sich etwas verändert? Egal, wie deine Antwort lautet:

Es ist genau richtig und gut genug für den Moment.

Sanfte Bewegung in den Gelenken löst nicht nur muskuläre Verspannungen, sondern hilft dem Körper dabei, überschüssige Energie und Spannung abzubauen. Gelenke sind Drehpunkte für Bewegung und unter Stress halten viele Menschen hier unbewusst fest. Langsame, gleichmäßige Bewegung wirkt daher wie ein einfacher Reset: Sie zählt, egal, ob groß oder klein.

Auch die Faszien – also das Bindegewebe, das Muskeln, Organe und Gelenke umgibt – reagieren auf Stress mit Verdichtung und Zug. Sanfte, wiederholte Bewegungen können sie wieder lockern und das Gewebe geschmeidiger werden lassen. Faszien lieben Rhythmus und gleichmäßige, kleine Impulse. Was du ausprobieren kannst: sanftes Rollen über eine Faszienrolle oder den Boden, um Druck ins Gewebe zu bringen (zum Beispiel an Waden und Oberschenkeln).

Langsame Dehnungen über ganze Faszienketten, ohne zu ziehen oder zu reißen (seitliche Flanken, Beinrückseiten).

Rhythmisches Schwingen oder Kreisen, um Flüssigkeit und Beweglichkeit im Gewebe zu fördern (Arme, Schultern, Hand- und Fußgelenke).

WACHSENDER MOND

Nimm einen etwa hüftbreiten Stand ein, die Knie leicht gebeugt. Prüfe, ob du deine Schultern hochziehst – falls ja, lass sie fallen.

Führe deine Hände vor dem Bauch zusammen, die Handflächen zueinander gerichtet, als würdest du den Mond zwischen ihnen halten.

60 SEKUNDEN: Spannung loslasse

ATME EIN:
Trenne die Hände langsam voneinander, bis deine Einatmung ihren Höhepunkt erreicht.

ATME AUS:
Ziehe die Hände zurück in ihre ursprüngliche Position.

WIEDERHOLE UND BEOBACHTE:
Was verändert sich, wenn du dir einen kleiner und größer werdenden Mond oder eine Kugel in deinen Händen vorstellst?

nterkommen.

Der wachsende Mond ist eine Übung aus dem Qigong und verbindet Atmung, Rhythmus und weiche, runde Bewegungen. Unser Nervensystem liebt diesen gleichmäßigen Fluss: ruhigere Atmung, langsamere Gedanken. Der Fokus verlagert sich von innen nach außen und wieder zurück. Viele Menschen erleben den »Mondraum« als erdend und manche spüren eine Art »Aufladung«, die man absichtsvoll bewegt. Die Aufmerksamkeit auf die Hände und den Raum dazwischen spricht Sensorik und Interozeption zugleich an – ein wohltuender Weg zurück in die Verbindung. Die positive Wirkung von Qigong auf unser Nervensystem ist gut untersucht. Es kann hilfreich sein, weitere Übungen auszuprobieren und in deinen Werkzeugkoffer zu packen.

In diesem Kapitel hast du Wege kennengelernt, deinen Körper über kleine somatische Reize zu erreichen und damit deine Regulation zu unterstützen. Somatische Minutenübungen arbeiten im Kleinen über Kontakt, Atem, Bewegung und die Art, wie du dich im Raum spürst. Mit jedem Üben entsteht etwas mehr Verbindung und du erfährst immer klarer, was dir guttut. So entsteht Schritt für Schritt ein Körperwissen, das dich durch herausfordernde Phasen begleiten und in jeder Lebenssekunde unterstützen kann.

KAPITEL 7

STABILITÄT EINLADEN: WIE DEIN KÖRPER VERTRAUEN LERNT

Dieser Abschnitt begleitet dich durch die Zeit nach einer Panikattacke, in der du langsam wieder in Kontakt mit dem Jetzt kommst. Es geht um kleine Handlungen, die Orientierung geben, und um Erfahrungen, die deinem Nervensystem zeigen, dass Erholung möglich ist. Jede Panikwelle, die du überstehst, stärkt dieses Wissen. Worauf du in diesen Momenten achten kannst, liest du auf den nächsten Seiten: praktische Schritte für die Zeit während der Panik, für das Danach – und für einen Alltag, der dich bestmöglich unterstützt.
Wenn Panik abklingt, braucht der Körper Zeit, um sich zu orientieren. Womöglich folgt eine Phase, in der du dich erschöpft, leer oder merkwürdig gelöst fühlst. Dein System ordnet sich neu. Es findet ein Stück weit zurück in Balance. Das heißt nicht, dass du ganz »in deiner Mitte« ankommst: Viele Menschen mit Panik sind selten ganz bei sich, sondern häufig zumindest leicht aktiviert. Das ist okay, du weißt es nun und Bewusstsein ist der Anfang von Veränderung. Auch in dieser leichten Aktivierung werden weiterhin Stresshormone ausgeschüttet. Deshalb ist es wichtig, deinem Nervensystem und Gehirn nach und nach zu zeigen, dass Entspannung sicher ist. Dass es in Ordnung ist, die Waffen niederzulegen und den Überlebensmodus zu verlassen. Wenn du im Hier und Jetzt sicher bist, gibt es keinen

Grund, in Daueranspannung zu verharren. Kognitiv weißt du das bereits, nun darfst du lernen, es deinem Körper auf eine Weise zu zeigen, die er versteht.

Atme bewusst und hilf dir durch passende Bewegung dabei, die überschüssige Energie abzubauen. Du bist nun sowohl mit Werkzeugen für deine Atmung, als auch mit vielen verschiedenen Impulsen zum »Energiemanagement« vertraut. Fühl, was dir guttut. Du kannst das.

DEINE MINI-CHECKLISTE

- O Gib deinem Körper Zeit, sich neu zu orientieren.
- O Es ist okay, leichte Aktivierung zu spüren.
- O **Lerne allmählich, dass Entspannung sicher ist.**

Erinnere dich daran, dass es vorübergeht. Du hast es schon einmal geschafft. Du wirst es wieder schaffen. Mach dir bewusst, dass du gerade Panik empfindest und dass diese Reaktion deines Nervensystems nicht lebensbedrohlich ist. Sie wird wieder abklingen.

Wenn du merkst, dass eine Panikattacke begonnen hat, kontaktiere eine vertraute, sichere Person und erzähle, was gerade passiert. Du kannst dazusagen, dass du weißt, dass es eine Panikattacke ist, und dass du dir einfach jemanden wünschst, der in diesem Moment bei dir ist.

Wenn du dich nach einer Panikattacke irgendwie seltsam, nicht ganz bei dir, müde oder erschöpft fühlst, dann ist das nicht verwunderlich. Schließlich hat dein Körper gerade einen massiven Sprint hingelegt. Diese Dinge können dir jetzt guttun:

Erde dich, schaffe Kontext: Mach dir bewusst, wo du bist, mit wem du dort bist, was du in deiner Umgebung entdecken kannst und benenne ein paar Dinge. Erinnere dich daran, was du gerade eigentlich getan hast und was du als Nächstes tun wirst.
Wende dich an eine geliebte Person und erzähl ihr davon, was du gerade erlebt hast, sofern du das möchtest. Co-Regulation wirkt. Gewollt oder ungewollt: Die Nervensysteme von nahen Menschen schwingen miteinander. Wenn du mit einer präsenten, vertrauten Person über das Erlebte sprichst, kann das helfen, dich weniger überwältigt zu fühlen.
Tu dir etwas Gutes, von dem du weißt, dass dein Nervensystem es mag. In diesem Buch hast du unzählige Ideen gefunden. Forsche weiter. Von den Dingen, die dir guttun, darfst du mehr in dein Leben einladen – nicht nur nach einer Panikattacke. Du kannst Musik hören, die deine Regulation unterstützt. Sie hilft dir vielleicht, präsenter zu werden oder Freude zu empfinden.
Ein warmes Bad kann helfen, dich zu entspannen und deine Aufmerksamkeit auf angenehme Körperempfindungen zu lenken.
Ein weiterer Weg, um im Moment anzukommen, ist ein Spaziergang. Leichte Bewegung wirkt beruhigend. Wenn du deine Aufmerksamkeit auf die Umgebung richtest, lösen sich

ängstliche Gedanken leichter, weil das Orientieren deine Regulation unterstützt.
Die Selbstumarmung ist ein einfaches und zugleich wirksames Tool, um dir selbst Zuwendung und Sicherheit zu schenken. Lege deine rechte Hand unter die linke Achsel, etwa in Brusthöhe, und deine linke Hand auf die rechte Schulter. Spür den Kontakt und passe den Druck und die genaue Position deiner Hände so an, wie es angenehm für dich ist. Die überkreuzte Berührung kann deinem Nervensystem Orientierung und Halt geben. Anfangs mag es sich ungewohnt anfühlen, dich selbst zu umarmen. Besonders dann, wenn diese Art der Selbstzuwendung noch neu ist. Du kannst diese Übung immer wieder im Alltag machen – im Sitzen, Stehen, zwischendurch –, sie tut einfach gut.

DEINE MINI-CHECKLISTE

- ○ Sorge für ausreichende Erdung.
- ○ Vertraue dich einem sicheren Menschen an.
- ○ **Tu dir selbst etwas Gutes!**

Wenn du etwas ausprobierst, notiere es im Sinne deiner Forscher:innenreise. So behältst du den Überblick und lernst dein eigenes Nervensystem und die Dinge, die ihm guttun, immer besser kennen. Es wird zusehends leichter, dich gut um dich selbst zu kümmern.

WERDE GLIMMER-SAMMLER:IN

60 SEKUNDEN: Suche das Gute und ha

Glimmer sind das Gegenteil von Triggern.
Es sind kurze, oft unscheinbare Momente, in denen das Nervensystem Sicherheit und Verbundenheit erlebt.

Es geht darum, die guten Momente bewusst aufzusaugen und ihnen etwas mehr Raum zu geben, als im Alltag üblich ist.

Glimmer

... steigern die Fähigkeit des Nervensystems, Wohlgefühl zu regulieren.

... machen es uns zusehends leichter, in herausfordernden Momenten präsent zu bleiben.

... regulieren die körperliche Erregung.

... fördern langfristig unsere seelische Widerstandskraft.

Welche dieser Momente findest du heute?

Das menschliche Gehirn und das Nervensystem lernen durch Wiederholung. Deshalb sind tägliche Gewohnheiten so machtvoll. Auch wenn es nicht möglich ist, den gesamten Alltag auf einmal komplett umzukrempeln, so gibt es doch Möglichkeiten, ihn insgesamt »nervensystemfreundlicher« zu gestalten. Jede kleine Wohltat kann ein Signal von Sicherheit sein. Nimm dir nicht zu viel auf einmal vor und feiere dich selbst und dein Weitergehen bei jeder Gelegenheit. Wenn es um Nervensystemregulation geht, gibt es keine zu kleinen Schritte.

Nachdem du nun mit vielen Werkzeugen für den Akutfall ausgestattet bist, darf deine Reise dich weiterführen. Wenn du möchtest, begleite ich dich gerne auch auf deinem weiteren Weg. Du weißt ja, wo du mich findest. Es gibt so vieles, was du für dich tun kannst.
Die Erfahrung, dass du für dich da sein kannst, stärkt dein »Selbst-Vertrauen«. Du lernst, dass du dich auf dich selbst verlassen kannst. Diese Gewissheit ist unsagbar wertvoll.
Jede Welle, die du surfst, jeder Moment, in dem du präsent und verbunden bleibst, verändert etwas. Die Angst ist eine Einladung hinzusehen. Zu verändern, zu wachsen. Bis es »gut« ist. Es ist ein Weg ... und du bist bereits losgegangen.

DEIN MINI-MANTRA

»Der Weg ist das Ziel. **Ich bin losgegangen.**«

AUTORIN

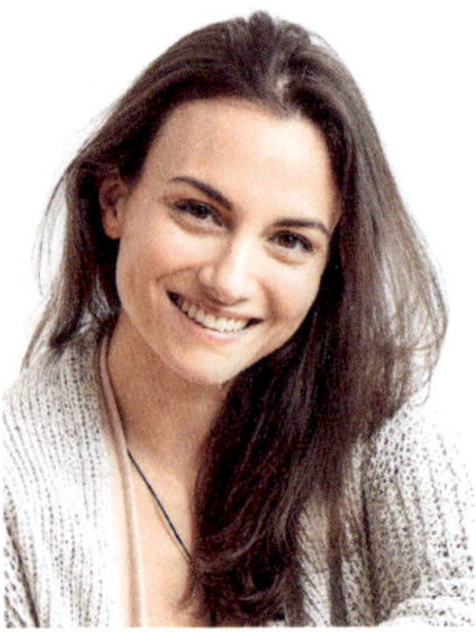

JEANNINE MIK

Jeannine Mik ist SPIEGEL-Bestsellerautorin und zählt zu den führenden Stimmen für emotionale Gesundheit und bewusste Elternschaft im deutschsprachigen Raum. Sie verbindet neurobiologisches Wissen mit einem klar körperorientierten Zugang und macht komplexe innere Prozesse verständlich.

In ihrer Arbeit unterstützt sie Menschen dabei, starke Gefühle, Angst und chronischen Stress mithilfe des Nervensystems zu verstehen, wieder handlungsfähig zu werden und Sicherheit im eigenen Erleben zu gewinnen. Dabei arbeitet sie mit Werkzeugen aus der Traumatherapie, die sich im Alltag nutzen lassen. Jeannine Mik lebt mit ihrer Familie in Wien.

jeanninemik.com

@miniand.me

QUELLEN

1 In diesem Video führt Andrew Huberman die Ausführung des Seufzers vor: https://www.youtube.com/watch?v=rBdhqBGqiMc [Abruf: 20.01.2026].

2 Der *physiological sigh* (»physiologischer Seufzer«) besteht aus zwei schnellen, tiefen Einatmungen durch die Nase, gefolgt von einer langen Ausatmung durch den Mund. Laut den Forschungen der Stanford University gehört der Sigh zu den wirksamsten Methoden, um das Nervensystem rasch zu beruhigen. Vgl. Huberman A. D., Balban M. Y., Neri E. et al.: »Brief structured respiration practices enhance mood and reduce physiological arousal«. Cell Reports Medicine 4 (2023): 100895. In dieser Studie der Stanford University wurden verschiedene Atemtechniken (u. a. Meditation, box breathing und *cyclic sighing)* über 28 Tage verglichen. Teilnehmende, die täglich 1–5 Minuten physiological sighs praktizierten, zeigten die deutlichste Verbesserung von Stimmung und die stärkste Reduktion von Stress und physiologischer Erregung. Das sogenannte *cyclic sighing* (zwei schnelle Einatmungen durch die Nase, gefolgt von einem langen Ausatmen durch den Mund) erwies sich damit als die effektivste Methode unter allen getesteten.

3 Vgl. Price C. J., Hooven C.: »Interoceptive Awareness Skills for Emotion Regulation: Theory and Approach of Mindful Awareness in Body-Oriented Therapy (MABT)«. Front Psychol 9 (2018): 798.

4 Vgl. Etkin A., Wager T. D.: »Functional neuroimaging of anxiety: a meta-analysis of emotional processing in PTSD, social anxiety disorder, and specific phobia«. American Journal of Psychiatry 164 (2007): 1476–1488.

5 Vgl. Chu B.; Marwaha K.; Sanvictores T. et al.: »Physiology, Stress Reaction«. StatPearls [Internet]. 2024.

6 Vgl. u. a. Barnhill J. W.: »Overview of Anxiety Disorders«. Medical Topics Merck Manual Online. 01/2024. https://www.merckmanuals.com/professional/psychiatricBar-disorders/anxiety-and-stressor-related-disorders/overview-of-anxiety-disorders [Abruf: 26.01.2026]; vgl. auch Cackovic C., Nazir S., Marwaha R.: »Panic Disorder«. StatPearls [Internet]. Treasure Island (FL). 2025; vgl. weiter Substance Abuse and Mental Health Services Administration [Hg]: Impact of the DSM-IV to DSM-5 Changes on the National Survey on Drug Use and Health. Rockville (M.D.): 2016.

7 Vgl. Gordon B. R., McDowell C. P., Lyons M. et al.: »The Effects of Resistance Exercise Training on Anxiety: A Meta-Analysis and Meta-Regression Analysis of Randomized Controlled Trials«. Sports medicine (Auckland, N.Z.) 47 (2017): 2521–2532.

8 Die Forschung zu Psychoneuroimmunologie zeigt, wie chronischer Stress Entzündungsprozesse verstärken kann und der Vagusnerv dabei eine zentrale regulierende Rolle spielt: Vgl. Slavich G. M., Irwin M. R: »From Stress to Inflammation and Major Depressive Disorder: A Social Signal Transduction Theory of Depression«. Psychological Bulletin 140 (2014): 774–815; vgl. auch. Tracey K. J.: »The inflammatory reflex«. Nature 420 (2002): 853–859.

9 Körperlich herausfordernde Bewegung (wie Krafttraining oder Kampfsport) kann helfen, die Toleranz gegenüber Aktivierung zu erhöhen, Angst zu reduzieren und das Gefühl von Kontrolle über den eigenen Körper zu stärken, vgl. dazu u. a. Strickland J. C., Smith M. A.: »The anxiolytic effects of resistance exercise«. Front Psychol 5 (2014), weiterhin vgl. Ensari I., Greenlee T. A., Motl R. W. et al.: »Meta-Analysis of Acute Exercise Effects on State Anxiety: An Update of Randomnized Controlled Trials Over the Past 25 Years«. Depress Anxiety 32 (2015): 624–634.

10 Vgl. N. N.: »No level of alcohol consumption is safe for our health«. News WHO. 04.01.2023.

11 Vgl. Robbins M.: »Eat This to Lose Fat, Prevent Disease & Feel Better Now«. Episode The Mel Robbins Podcast. 02.01.2024.

12 Vgl. Sims S.: »How Much Protein Is Enough?« Artikel drstacysims.com Online. 09.04.2025.

13 Vgl. Gillihan S. J.: »5 Signs That It's a Good Time to Start Therapy«. Psychology Today Online. 13.02.2023.

14 Vgl. Vgl. Barnhill J. W.: »Overview of Anxiety Disorders«. Medical Topics Merck Manual Online. 01/2024. https://www.merckmanuals.com/professional/psychiatricBar-disorders/anxiety-and-stressor-related-disorders/overview-of-anxiety-disorders [Abruf: 26.01.2026].

REGISTER

H/I

K/LM

N/O/P

R/S

T/U

V/W/Z

1-Minute-Strategien

A/B

D

F/G

I/K/L

M/N/P

R/S

W/Z

ZUR AUTORIN

Jeannine Mik arbeitet seit vielen Jahren mit Menschen, die im Umgang mit Stress, starken Gefühlen und innerer Überforderung neue Handlungsspielräume entwickeln möchten. Im Zentrum steht dabei das Nervensystem als Ausgangspunkt für eine erweiterte Perspektive auf menschliches Erleben und Verhalten. Ihre Bücher wurden in zahlreiche Sprachen übersetzt und begleiten Menschen weit über das Lesen hinaus.

Weitere Bücher der Autorin:

- Du bist viel mehr als deine Gefühle

Besuche Jeannine auf:

DIE BÜCHERMENSCHEN HINTER DIESEM PROJEKT

Verlagsleitung: Eva Dotterweich
Projektleitung: Franziska Mohrfeldt
Lektorat: Margarethe Brunner
Cover & Layout: Miriam Bröckel – Visiual Design
Satz: Ludger Vorfeld
Herstellung: Sandra Mulitze
Fotografie: Cover: Ulas & Merve/Stocksy.com
Autorenfoto: Julia Spicker Photography
Illustration: GU/Pia Bublies
Bildredaktion: Simone Hoffmann
Reproduktion: Medienprinzen, München
Druck & Bindung: Conzella, Pfarrkirchen

Grillparzerstraße 8, 81675 München

www.gu.de/kontakt | hallo@gu.de

GU ist eine eingetragene Marke der GRÄFE UND UNZER VERLAG GmbH

1. Auflage 2026, ISBN: 978-3-7589-0256-7

WICHTIGER HINWEIS

Die Gedanken, Methoden und Tipps in diesem Buch basieren auf den Erfahrungen unserer Autorinnen und Autoren. Sie wurden nach bestem Wissen erstellt und mit größtmöglicher Sorgfalt geprüft. Weder die Autoren noch der Verlag können jedoch für eventuelle Nachteile oder Schäden, die aus den im Buch gegebenen praktischen Hinweisen resultieren, eine Haftung übernehmen.

LIEBE LESERIN, LIEBER LESER,

wie wunderbar, dass du dich für ein Buch von GU entschieden hast! In unserem Verlag dreht sich alles darum, dir mit gutem Rat dein Leben schöner, erfüllter und einfacher zu machen. Unsere Autorinnen und Autoren sind echte Expertinnen und Experten auf ihren Gebieten, die ihr Wissen mit viel Leidenschaft mit dir teilen. Und unsere erfahrenen Redakteurinnen und Redakteure stecken viel Liebe und Sorgfalt in jedes Buch, um dir ein Leseerlebnis zu bieten, das wirklich besonders ist. Qualität steht bei uns schon seit jeher an erster Stelle – jedes Buch ist von Büchermenschen für Buchbegeisterte gemacht, mit dem Ziel, dein neues Lieblingsbuch zu werden.

Deine Meinung ist uns wichtig, und wir freuen uns sehr über dein Feedback und deine Empfehlungen – sei es im Freundeskreis oder online.

Viel Spaß beim Lesen und Entdecken!

PS: Hier noch mehr GU-Bücher entdecken: www.gu.de

WERDE TEIL DER GU-COMMUNITY!

Du und deine Familie, dein Haustier, dein Garten oder einfach richtig gutes Essen. Egal, wo du im Leben stehst: Als Teil unserer Community entdeckst du die neuesten GU-Bücher als Erstes, du genießt exklusive Leseproben und wirst mit wertvollen Impulsen und kreativen Ideen bereichert.

Worauf wartest du? Sei dabei!

www.gu.de/gu-community

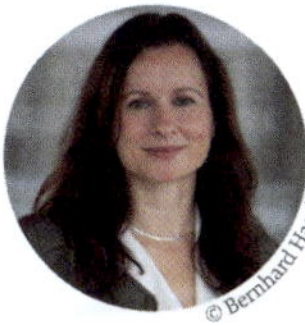

© Bernhard Haselbeck

WARUM UNS DAS BUCH BEGEISTERT

Jeannine nimmt mit ihren klugen SOS-Tools in diesem Buch Panik den Schrecken.

Eva Dotterweich, Verlagsleitung

FÜR DIE UMWELT

Dieses Buch wurde auf PEFC-zertifiziertem Papier aus nachhaltiger Waldwirtschaft gedruckt. Aus Liebe zur Natur verwenden wir leichtes Papier.